改变，从阅读开始

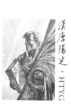

我的十堂大体解剖课

那些与大体老师在一起的时光

何翰蓁 李翠卿 著

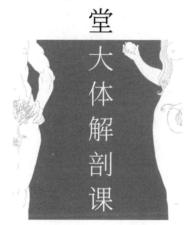

山西出版传媒集团　山西人民出版社

许多初次见面的人发现我是教授大体解剖学的老师时，总是露出惊讶或不可置信的神色。我能理解。解剖学深奥复杂，又因为牵涉解剖人体，因此对许多非医学相关领域的人来说，似乎总是蒙上一层神秘的面纱。一般大众经常带着好奇、害怕甚至猎奇的心态，想了解大体解剖实习室里究竟发生了什么事。有没有什么灵异事件？我很幸运地，在两年多前有这个机会，通过八旗文化出版这本关于人体解剖的科普书，借由记录实地解剖的教学点滴，带读者了解大体解剖实习室里发生的故事。如今更进一步，有机会将这些故事带给大陆的读者，感到非常荣幸。

慈济大学的解剖教学很特别，我们不只教授解剖学知识，不单单让医学生学会人体的构造，我们更融入人文关怀，希望学生学会去尊重一个人、了解一个人的生命故事。我们相信若你能尊重并善待一个已经逝去的生命，你对于仍然活着的生命势必会更加珍惜，而这是一位良医所必备的特质。

这是一本科普书，所以写作时经常在"科学细节与精准度"和"文句通顺易读"之间拉扯与挣扎。解剖学知识太过庞杂，无法全面兼顾，但书中提及的器官或构造，其实每个人都有，似乎又不那么陌生，所以，我试着将解剖知识与日常生活中会遇到的状况或迷思相结合，像是咬舌自尽、淋巴排毒等，希望最后呈现出来的结果，可以让读者觉得这是本距离不那么遥远的书、是本容易读的书，同时也在阅读的过程中增进一点解剖专业知识。

这也是一本探讨生死教育的书。这本充满解剖学知识的书在台湾地区受到欢迎，我相信是大体老师的故事让这本书有了温度，让它变得更容易亲近。因为解剖教学，我有机会思考生命的各种形式与意义。大体老师在过世几年后，于启用的那一刻，仿佛以一种特别的形式延续了生命，与医学生建立起特殊的师生情谊，以无言身教指导着未来的医生。迪士尼的电影《寻梦环游记》提道："死亡不是生命的终点，被人遗忘才是。"我相信，大体老师的身影将一直留存在我们与学生的心中。

死亡，在我们社会中一向是个禁忌的话题，我们尽可能不碰触它。但是，这却让我们在面对死亡时，更加惶恐与手足无措。也因此，我们了解大体老师在生前就决定将身体捐出来，是多么重大且困难的选择。每一年，透过学生的眼睛，我们认识每一位大体老师，也深切感受到大体老师与家属的大爱与大舍。对于这深情的托付，我们也总是兢兢业业，不敢有丝毫松懈。

谢谢一览文化愿意将这本书介绍给大陆的读者们。借由这本书，希望大家除了对一向神秘的大体解剖学及我们身上的各种构造有更多的了解外，也能看到在医学教育现场的我们是多么认真地在培育未来的医生，看到我们是如何努力不辜负无语良师的托付。而最重要的，希望大家不要忌讳和身边的人谈论死亡。我相信，当我们可以思考并讨论死亡时，对于生命也将有更深的体悟。

何翰蓁

2019 年 4 月 1 日

目/录

特别的老师

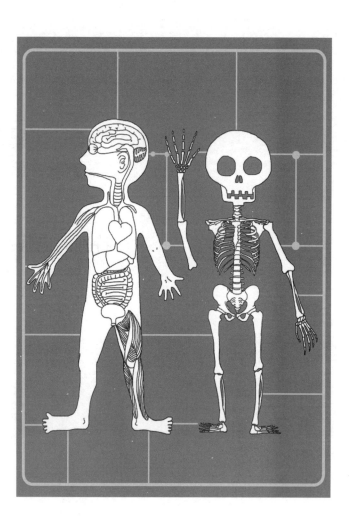

在医学院，有一群很特别的"师资"，用一种非常独特的方式来传道、授业、解惑，他们给学生的，是货真价实的"身教"。

我们称他们为"大体老师"。

在我所服务的慈济大学医学院，又尊称他们为"无语良师"。

这群老师们在他们生命终了之后，遗爱人间，提供他们的躯体，让医学生解剖下刀，以做好将来行医的准备。

因为华人普遍希望死后能"保留全尸"，早年供做解剖用的遗体极少来自自愿捐赠者，多半都是路上倒毙的无名尸，或是没有亲人的退役军人的遗体。这些遗体经过公告三天之后，若无人领回，才会分发到各医学院做防腐处理。

　　所谓的遗体防腐处理，通常是以福尔马林（即37%甲醛溶液）、苯酚、酒精、甘油和水调配为防腐剂，以浸泡或注射进血管的方式，让遗体经久不腐。传统处理方式为经血管灌注防腐剂后，再将遗体浸泡于10%的福尔马林溶液。用浸泡方式处理的遗体，味道极为刺鼻，学生上课经常被刺激得眼泪鼻涕直流，但这种方式对于状况较差的遗体有较好的防腐效果。早期各医学院校多半都是采用浸泡方式防腐，做法是在实验室里设置小型游泳池般的大型水泥槽池，注满福尔马林，再将别好吊牌的遗体一具具浸泡在其中，用木板压在上面，使遗体长时间浸泡在福尔马林中，以达到防腐效果。

　　慈济大学在创校之初，考量到浸泡的方式会牵涉多位大体老师叠放的问题、课程开始前的打捞及刷洗等，都对大体老师不够尊重，因此首开先例，采用干式储存的方式。将大体老师清洁消毒后，以血管灌流方式，将大约14公升的防腐剂（含4%甲醛）注射进遗体血管，再将遗体存放在 15.6℃的环境里，每位大体老师有各自的存放空间。放置一段时间，让福尔马林溶液充分渗透遗体组织，之后才供学生解剖。

因为体表及肠道内细菌的作用，一般来说，在温度为 20℃左右，尸体的组织只要经过 48 小时，即会出现明显的尸斑与气味。当年大体老师的来源多半是无名尸，且绝大多数都是男性。他们被发现时，遗体的状态可能就已经开始产生变化了，但在被发现以后，还要经过三天公告，无人领回，才能分发到各大医学院用作解剖教学。因此早期解剖教学防腐处理的遗体，很多时候情况都是不太好的。

记得以前在其他学校担任助教时，曾处理过一具遗体，已经散发出浓烈的腐臭味了才被送来。我们都已经对遗体气味习以为常，但那一具遗体的情况实在太糟，组织开始分解，尸胺气味浓到口罩也挡不住。我们在进行防腐处理时，三个人必须轮流出去呕吐，才能把工作完成。

因为早期大体老师的来源实在太少，数十位医学生才能分配到一具遗体；即便是现在，许多医学院还是得十几个学生使用一具遗体。这么多人挤在一个解剖台旁，不是每个人都能亲手解剖各个部位，学习效果多少会打折扣。

大体解剖学与模拟手术

相较之下，慈济大学的医学生真的很幸运。

1995年，慈济大学拥有了第一位自愿捐赠大体的无语良师。在证严法师的感召下，许多人都愿意在死后将遗体捐出，至今签署大体捐赠同意书的人数已超过三万，而且，男女比例约二比三，打破了以往缺乏女性遗体的困境，这是难以想象的宝贵资源。

因为有这么多人的信任与托付，大体来源充足，我们才能让每四到五个医学生就分配到一位大体老师，所有医学生都有机会亲自动手解剖人体的各个部位，累积行医的经验。

而且，因为都是自愿捐赠，这些大体老师的状态都保存得很好，有利于学生学习。学校对捐赠者能否成为无语良师，设下了相当严谨的标准，除了订立捐赠时身体状态的规范（例如，不接受曾做过大手术、重大器官移植，或重大重建手术者，或有未愈合的大伤口者等）以外，为了赶在身体组织器官坏死前进行防腐处理，使各部位构造尽量接近生前的状态，学校还要求家属必须在大体老师逝世后 24 小时内将遗体送到学校，以便进行防腐处理。

经福尔马林防腐处理的无语良师，主要用于大三的大体解剖教学；有些遗体则不进行福尔马林防腐，直接急速冷冻，以用于大六的临床解剖与模拟手术教学。为什么用于模拟手术的大体不进行福尔马林防腐呢？因为福尔马林溶液会让蛋白质变性凝固，做过防腐处理的人体组织质感较硬，跟活人相去甚远，所以为了让医学生能进行拟真的临床手术，必须使用未经福尔马林防腐的大体来学习。

针对要用于模拟手术的大体，规定更严格。遗体必须在过世 8 小时内送到慈济大学，急速冷冻到 −30℃ 的环境中。等到要上课的前三天，技术人员会将大体老师取出回温。这些大体老师没有经过福尔马林固定，皮肤仍有弹性，组织质感跟活人接近，差别只是在于没有体温、心跳、呼吸、血流等生理征兆。

　　这个学习过程对医学生而言非常重要。医学生、实习医生利用在医院见习、实习的机会，逐渐熟悉医疗术式。他们跟在医生旁边观摩，虽然能够知道原理与技巧，但在进行临床实际操作时，仍有许多"诀窍"，这可能就不是用"看"就可以心领神会的。

　　以气管插管为例，虽然医学生可能看医师操作过很多次，但真正自己做时，只要插管的角度不对，就会给病人增加许多痛苦；又如病人气胸或胸腔积水时，必须在肋间放置胸管释放胸腔压力或引流，如何判断正确放置胸管的位置且不伤到胸腔内重要的构造，这都需要熟练的技巧。可是医师在现场救治病人时，情况可能很紧急，未必能好整以暇、一步一动地指导实习医生。

　　若能在操作于病患身上之前，先在大体老师身上练习，便有时间能够好好学习各术式的关键"技巧"，避免把活病患当练习技术的小白鼠。我们有很多学生毕业后回学校分享，都说很感谢之前在校时就有机会模拟练习急救相关技能，让他们之后的工作更得心应手。

　　这些大体老师不只对还在念书的医学生有贡献，若住院医师或主治医师有需要，也能提出申请。前几年，医院有一个要进行肝脏移植的团队，包括护理人员，就特别提出申请，用没有经过福尔马林防腐处理的大体老师来模拟及优化移植手术步骤，以做好最完美的准备。

他们是"人"，不是"道具"

　　用于解剖教学的大体老师，必须在去世后 24 小时内送来；用于模拟手术的大体老师，更须在 8 小时内就送来。就专业上，我了解这种要求的必要性；但在情感上，却觉得非常不忍。

想象自己至亲若是过世，连一个简单的告别仪式都来不及办理，就得强抑痛失亲人的哀伤，冷静下来处理捐赠事宜，联系、安排救护车，尽快把挚爱的家人身躯，一路颠簸送到花莲，进行防腐处理或急速冷冻，然后，是长达一至四年的等待。这叫人情何以堪？

无论是大体老师还是他们的家属，若不是心中怀有宽厚慈悲的大爱，如何能做到这一点？

面对如此深情又沉重的一份托付，我们诚惶诚恐、不敢辜负。

我们希望学生们在大体解剖学这门课中，不只学到了解剖知识，更能学到怎么待人处世；希望学生在解剖时，不是把解剖台上的身躯当作学习的"道具"而已，而是当作一个"人"——跟你我一样，一个有喜怒哀乐、有故事的人。

因此，我们学校要求学生在大体解剖课程开始前的暑假进行家访，拜访大体老师的家属，从家属的口中认识未来将以身示教的这位老师。

　　早期我在其他医学院担任助教时，有时候不禁会有些愤慨，因为学生们只是把解剖台上的大体老师当作学习工具而已。也许是为了掩饰紧张的情绪，也许是无心，学生偶尔会带着轻率的态度开遗体的玩笑，毫无尊敬或感恩之心。学期末考完试以后，这些供学生学习的遗体经过一学期解剖，运气好的，被肢解的手脚躯干等会被完整地收纳在同一个尸袋里，但很少有学生问及"接下来呢？遗体会如何处理？"在那个年代，剩余的善后工作通常是由技术人员负责，即将收拾在尸袋中的遗体送去火化，遗体对学生而言只是学习的工具。

　　我受过严谨的科学训练，又从事解剖教学，按理说应该会很鼓励亲人捐出遗体，但因为担任助教时在课堂上看过许多学生冷漠的态度，以及他们处理遗体的方式，所以当年我的母亲想要签署捐赠大体同意书，希望我在家属同意栏签名时，我强烈反对。一想到我深爱的母亲可能会这么惨不忍睹地被"使用"，最后还像废弃物一样被随便打包处理，我就心如刀割，这份同意书怎么签得下去？

这种态度，一直到我到慈济大学任教才有所改观。学校对于大体老师的态度十分慎重，也要求学生们必须以同样的慎重态度对待。

我们希望学生们能把大体老师当作"人"，而非"物品"看待，毕竟医生是一个救人的职业。我们期盼这些孩子们将来行医时，能有更多的体恤与仁心，了解他们所面对的，是"人"，而非一具还活着的器官组合。

唯盼后辈贤

也因为如此，学校才会要求学生必须进行家访。虽然台下的孩子们都已经是大学生了，但出访前，讲台上的老师总是絮絮叨叨提醒学生，不厌其烦叮嘱着拜访大体老师家属时要留意的细节，包括约访的电话礼仪、拜访当日的服仪等等，偶尔也会担心学生们会不会觉得老师们太啰唆，小看他们了。

但是，我们有慎重的理由。

大体老师经血管注射福尔马林以后，要放置在遗体储存室长达三至四年才会启用；也就是说，他们早在这些医学生入学以前，就已经在学校里静静等候了。

我们学校的遗体储存室位于解剖讲堂旁，中间隔着一条走廊，沿着走廊有大扇玻璃窗，平常会用木制拉门遮住。遗体储存室的陈设有一点像学校宿舍的上下铺，大体老师整齐地躺在那里，拉开玻璃窗上的拉门，隐约可以看到大体老师的轮廓。

在三四年的漫长等待中，每逢清明、春节或是大体老师的生辰、忌日，许多家属都会特地来这里遥望致意；有些家属还会在遗体储存室外墙的大体老师姓名牌旁边，留下写满思念的便利贴或小卡片。我偶尔会到这条走廊上看家属给大体老师的留言，这些留言真的非常催人泪下。

这几年，我更常走到遗体储存室外，因为里面有我认识的人。蔡宗贤医师，我们都称他宗贤爸爸，我们带过同一班学生，曾经与他聊天，看着他具有感染力的笑容，听着他热情地述说他的人生经验。他生前是一位牙医，虽然因为小儿麻痹症身有残疾，但他心灵无比美丽，尽管行动不便，仍每周不辞辛劳到偏乡僻壤义诊，八年从不间断，足迹累计超过 32 万公里。可惜天不假年，正值壮年就病逝。死后捐赠大体，遗爱人间。

在他的名牌旁边，贴着好几张笔迹稚拙的便利贴，上面写着："爸爸，祝您父亲节快乐。您好好哦，因为我知道您都对我很好，所以我会好好读书，让您放心的。""爸爸，我想您在另外一个世界了吧。我好爱您哦。我想您还会做我爸爸的。"

刻骨铭心的思念，溢于字里行间。像这样深情的留言，还有好多好多，虽然已经看过许多次，但每一次看，仍觉得眼眶发热，也越发觉得自己责任重大。

对家属来说，他们亲爱的家人仿佛还活着，在正式启用前，他们都是悬着心在等待着。经过了三四年，当

"那一刻"真正来临，就家属而言，肯定是百感交集。我们希望清楚地让他们知道：我们会非常慎重地对待您的家人，请您安心。

在大体解剖学课程开始之前，学校会举办一个正式的启用典礼，邀请大体老师的家属也一起来参加，并提醒学生承诺家属：课程即将开始，我们将用心学习。

暑假家访之后，各组学生都要整理大体老师的生平，在启用典礼之前做行谊简介，跟大家介绍这位特别的老师。每一位大体老师背后，都有一个感人的故事，他们的大爱与胸襟，着实让人动容。

有位大体老师生前告诉家属："虽然我书念得不多，但是想到能当医学生的无语良师，我就很高兴，非常高兴。"而另一位大体老师弥留之际，喃喃呓语着："我要去上课了……三天……"这些听起来似是临终前无意义的言语，但三年后，家属对到访的学生做了不一样的解读："因为据说天上一天，人间是一年。"这一位大体老师的姐姐特别为此写了一首诗，道出了他们最大的期许："天上谓三天，人间已三年。大愿成良师，唯盼后辈贤。"

可不是吗？如此深重的托付，如此漫长的等待，为的就是这一句：唯盼后辈贤。

行谊简介完毕，接下来就是启用典礼。会有一个简单而隆重的宗教仪式，然后由医学生揭开覆盖在老师身上的往生被，供家属瞻仰遗容。这是这三四年来，家属第一次这么靠近他们的亲人。

启用典礼之后，还有一个简单的茶叙，让学生与家属交流。有些家属会殷殷叮嘱说："我妈妈很怕痛，你下刀要轻一点啊。"也有家属很豪迈地告诉学生："你放心，尽管割，重要的是好好学！"无论是要学生审慎一点，还是大胆一点，我都觉得是非常好的提醒。

视病如亲的理想

我们发现，很多学生在家访、启用典礼之后，仿佛都充满能量，分享时双眼炯炯有神，立志将来要成为良医。

不过医学系的功课实在太重了，解剖学又是要求极为严格的一门课，启用典礼后那种澎湃高昂的"热血感"，在学期开始之后，就会被压力慢慢磨损，取而代之的则是疲劳与挫折感。不过，我相信大体老师的托付，在孩子们心中已经埋下了使命感的种子，提醒他们莫忘初衷。

有别于其他医学院校早期的做法，即在大体解剖课之后，就把支离破碎的大体直接拿去火化，我们学校要求学生必须让大体老师"恢复原貌"，把卸下来的肢体、切割过的伤口——缝合回去，拿出来的脏器也都放回归属的体腔，当然，绝对不能把不同大体老师的身体混在一起。等一切处理妥当以后，再邀请家属参加送灵典礼，之后，才会逐具火化。

许多学生在学期末辛苦缝合完陪伴了一整个学期的大体老师以后，都会有种松了一口气、但又十分不舍的复杂感触，有些学生还会在缝合完毕时落泪。

有不少学生因为大体解剖课，与大体老师的家属建立了亲厚的情谊。有些大体老师的家属，仿佛把这些孩子视为家族晚辈，经常殷殷地给学生寄食品来；也有不少学生常与家属联络，定期问安并报告进度，"爷爷""阿姨"叫得好亲热。几年前，我还听说过，有毕业生后来结婚，还邀请大体老师的家属去参加婚礼。

我相信，在这整个过程中，大体老师提供给这些孩子们的，不只是解剖的知识与经验而已，也让这些未来医师们领悟"视病如亲"的理想，让他们将来执业时，能用更温暖、体恤的心情来面对病患与家属。

莫忘初衷

慈济大学解剖学科位于大舍楼。大舍楼一楼为模拟医学中心，由模拟医学中心通往二楼解剖讲堂的楼梯间转角处，有一块很大的灯箱墙，上面写了一个大大的书法字"舍"，下面还有一行注解："当有一天，你们能在我身上动刀时，就是我心愿圆满的时候。"

这是大体老师李鹤振生前留给所有医学生的勉励。

鹤振老师是一位胰脏癌患者，六十二岁就过世了。当初鹤振老师知道自己得了末期胰脏癌以后，便决定要捐出自己的身体，供医学生解剖用。从那时候开始，他便拒绝化疗与开刀[1]，希望能够把自己的肉体保持在最完整的状态，交给学生们练习。

鹤振老师住在心莲病房（即慈济医院的安宁病房）时，已经签了大体捐赠同意书。老师们心想，现在大一的医学生，极有可能在大三时会解剖到鹤振老师的大体，便带着他们去访问鹤振老师，因此鹤振老师是极少数在生前就与学生面对面的大体老师。

那一次的交流，也有侧录留下影片。被病魔折磨的鹤振老师有些苍白憔悴，还插着鼻管，但神情非常

[1] 我们并不鼓励民众为了大体捐赠而放弃积极性的治疗，且部分手术治疗只要伤口愈合，仍可以进行大体捐赠；癌症病患进行化学治疗与放射性治疗并不会妨碍大体捐赠。

宁静安详。第一次在影片中看到、听到李鹤振老师有点哽咽，但带着微笑对着未来可能要在他身上动刀的医学生们说出这句话时，我的内心极为震撼，眼泪不自觉地流了下来。

我们现在仍会播放这段珍贵的影片给学生看，希望鹤振老师的期待，能够传达给每一个医学生。对我自己而言，每一次看这段影片，也是再一次告诉自己，不要忘记自己从事解剖教学的初衷：要带给这个世界更多术德兼备的良医。

台湾大学公共卫生学院2013年一份针对医学系学生的调查报告发现，仅有6%的医学生选科是为了"救人的成就感"，多数医学生选科，还是基于对生活品质、医疗纠纷多寡等的考量。

传统社会观念中，医生好像是个高高在上、神一般的职业，但时代不同了，现在医生并不好当，动不动就被病人告上法院。不管是哪个医学院，学生们普遍都希望能进获利高又能兼顾生活品质的"五官科"，而医疗纠纷多、工作压力又大的难症、重症的专科，大家避之唯恐不及，导致医院的四大科"内、外、妇、儿"四大皆空，若再加上个"急诊"，就是五大皆空。

医生也是凡人，我能够理解学生们的选择，但我内心仍暗自盼望，有更多热血青年愿意"救死扶伤"。

我相信，这不只是我们这些"活老师"的期盼而已，也是大体老师们最深切的提醒与愿望。

忐忑的第一刀：
从手部开始

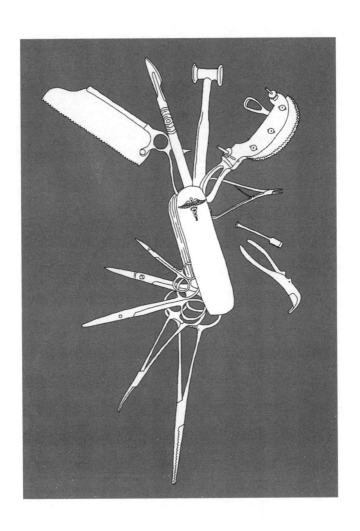

在正式划下第一刀之前，医学生得先通过知识的考验。

开始解剖之前，我们会先举行开学考。老师们在模型或骨骼标本上出题，学生必须在限制时间内写下正确答案。正常人体拥有206块骨头，以及约640条肌肉。我们不但要求学生要先熟悉这些专有名词，还必须记住肌肉附着位置的起终点，以了解肌肉收缩时会如何带动骨骼。这些基础知识，他们得在开课前的暑假就先准备好。

要记住这些复杂的内容颇累人，但能念医学系的学生都是聪慧的孩子，只要肯下功夫，这并不难克服。真正的挑战，还是下刀。

自然组的学生高中时或许解剖过青蛙，一些念资优班或科学班的孩子，可能还有解剖小白鼠的经验，但是，那些经验跟解剖"人体"相比，实在是小巫见大巫，不只是知识门槛拉高了，还有心理障碍必须克服。

也因此，大三医学生的第一刀，大四学长学姐都会回来帮忙，协助他们稳定情绪。我们本来就有"小助教"的制度，每一组会分配一两位学长学姐，他们有空的时候就会进实验室协助指导。而在第一刀时，不只是小助教会来，几乎所有上一届的学长学姐都会来陪他们一起进实验室。他们是过来人，充分理解这门课的困难。

领略人体奥秘的开端

实验室里排列着三列锃亮的不锈钢解剖台，十二位大体老师躺在上面，等候学生通过他们来学习。

对于第一次面对人类遗体的学生而言，实验室的气氛是颇肃穆微妙的。学生们的个性很不一样，有些会说他想划第一刀，有些则会让来让去，不管是哪种个性，都比平时紧张。看到他们的模样，忍不住也会回想起自己与大体解剖的第一次接触。

我和其他解剖学老师的背景比较不同。我大学、研究生阶段读的都是动物学系，因为大学修比较解剖学时，对解剖产生兴趣，硕士毕业以后，刚好看到长庚大学在征聘解剖学助教，就去应聘了。

毕竟我没有经验，跟解剖学科主任面谈时，我有点忐忑地问："我没有修过大体解剖学，这样符合资格吗？"学科主任说："没修过没关系，我只有一个问题：你怕不怕？"

我摇摇头回答："不怕，我为什么要怕？"大部分人面对人类遗体，都会有心理障碍，但我是很典型的学自然科学的人，还真的是没有丝毫害怕。

"只要不会怕就好，其他可以学的，都容易解决。"

第一次做大体解剖时，我的心情很紧张，但并不是因为对遗体的恐惧，而是担心我自己准备得不够扎实。

虽然我整个暑假都在读书、详读图谱，但还是担心自己无法胜任。

幸运的是，我进去的那一年，刚好遇到郑聪明教授做示范组。他的技术非常高超，能够把组织解剖得很漂亮。作为助教，我可以跟在他身边学习如何操作，从而打下很扎实的基础。

郑教授对于人体科学非常着迷，经常对着解剖出来的构造发出赞叹："这真是太美了！"

确实是如此。不只是人体，以前修比较解剖学时，解剖脊椎动物，无论是软骨鱼、硬骨鱼、两生类、爬虫类、鸟类，还是哺乳类，都能让我打从内心发出赞叹。通过解剖，亲眼看到每一条肌肉如何带动附着的构造；神经、血管是如何分开、联合，然后到达它所支配或供应之处；每一个组织、器官，一丝不乱，各司其职，都是如此精密复杂，令人惊叹。我想很多学生命科学或医学的人，都会因为这种奇妙，对生命涌现强烈的敬意。

在台湾大学动物所硕士班研读时，我的研究以小白鼠为实验动物，主要是利用电子显微镜技术，观察精细胞内胞器的转变，从形态学的角度分析归纳出精细胞在形变过程中各胞器的变化以及其生理意义。

我之后赴美，在康奈尔大学攻读博士。我申请的领域是生理学，不过我的指导教授的主聘则是在兽医学院解剖学系下。在她的带领下，我有机会了解全美数一数二的康奈尔大学兽医系，如何将解剖学、组织学、影像学等学科整合并结合临床案例，对于我后来的教学有很大的帮助。

读者或许会有些疑惑，这到底跟"解剖"有什么关系？

大部分人一想到"解剖"，就直觉应该是要"剖"，但"解剖学"其实是一门描述生命体形态的科学。大体解剖学主要是通过肉眼观察人体不同器官、构造的特征，但若想进一步研究上皮组织、神经组织、肌肉组织等组织的形态或细胞的特征，则必须通过仪器如光学显微镜或电子显微镜才能观察到。由于组织学也是"描述形态的科学"，只是须借助解像力更高的显微镜来观察，因此也称为"显微解剖学"，也在解剖学的范围中。

之后，我就在慈济大学教大体解剖学与组织学，一直到今天。每一年，看着这些忐忑的"大体解剖学新鲜人"，我经常回想起当年的那个自己。这一门课任务颇为艰巨，压力很大，但这也是一个能够领略人体奥妙的最佳机会。我期待这些年轻孩子们都能够认真学习，虽然过程辛苦，但这一趟学习之旅，绝对值回票价。

工欲善其事

第一堂课，我们会先做器械介绍，教学生使用器械的正确方法。

最主要的工具就是手术刀，也就是大众所熟知的"柳叶刀"，由一个刀柄和刀片组合而成，刀片可以更换，十分锋利。学生初拿手术刀，拿法五花八门，很多人都像吃西餐那样悬腕拿刀，这是不正确的。我们会要求他们像握笔一样执手术刀，这样动作才会稳定精准。刚开始学生不熟悉，加上大家又可能七手八脚想帮忙，经常会不小心划到自己或别人，头几节课出血见红，忙着帮学生包扎，是常有的事。

我们要求学生第一刀划在胸部正中央，逐步解剖出胸大肌及相关构造。胸部正中央皮肤深层的皮下脂肪不多，刀再下去就是胸骨，不必担心划太深会伤到深层组织影响之后的观察，是很理想的"第一刀"部位。刀片耗损率其实蛮高的，每一次上课，我们都会发给学生新的刀片，大概解剖两三个小时之后就不够锋利了。

除了手术刀以外，还会有许多大小、弧度不同的剪刀、钳子、镊子。大剪是用来剪开肌肉或剪断神经血管的；小剪则常被用来撑开构造，好方便观察。钳子在临床上，经常是用来夹住血管两端以止血——防腐处理后的大体老师并不会流血，我们主要是在翻开皮肤时，为了避免脂肪太过滑溜而妨碍作业，会让学生用止血钳夹住皮肤固定，以方便观察及后续解剖。

一般人使用剪刀的手势是水平的，但解剖或手术时使用撑开组织的小剪，手势却是垂直的。学生一开始动作有点笨拙，但学了一整个学期以后，就能熟练垂直使用小剪，甚至太过"习惯"，就连日常生活中拿一般剪刀，也都下意识用垂直手势。我有时候看到，忍不住会笑他们："你们修完大体解剖学以后，连剪刀也不会拿了啊？"

除了这些器械以外，还会给他们提供探针。探针是细长的不锈钢金属条，可以拗折。有时候我们要观察某些孔洞的起始与终点，或是要追踪一条神经的走向时，为了避免贸然切割会损伤神经，就会使用探针沿着神经或血管的走向去探测。

这些器械属于常用器械，都会整齐地放在解剖台边的器械推车上。另外还有一些特殊器械，例如双排锯（有两片平行的半圆形锯片，用以锯开脊柱观察脊髓）、肋骨剪（一头钩状、一头半月状的特殊工具，可以从侧面剪开肋骨，并避免伤害到肺脏）、骨锯（用来锯开坚硬的骨骼，例如要观察脑时，必须先把头骨锯开）、铁锤与凿子等。这些并不是常用器械，会先收在柜子里，需要时再取出。

学期末时，我们会把大体老师缝合回原来的样貌，这时会发给学生持针器、针和手术线。持针器结构类似止血钳，下面有扣环，可以夹紧形状弯曲的针，用以缝合。

气味与质感

因为大体老师们都经过福尔马林固定，实验室必然会弥漫着甲醛味。其实晚近福尔马林灌流技术的进步，已经大幅度减轻了甲醛味，若是早期用浸泡的处理方式，加上实验室排换气设备又不足时，味道会更强烈。但即使如此，还是不可能避免那股气味，有些学生呼吸道比较敏感，刚上课时，常被刺激得眼泪鼻涕齐流。

甲醛的味道还算好的，比较令人不舒服的是脂肪和福尔马林混合以后的气味，那是一种很难形容的浓重油蒿味，而且不容易消除，可能上完课以后，洗了很多次手，味道仍然残留在手上。不知道是不是这个原因，许多刚接触大体解剖课的学生，下课后都不太有胃口。但这就是学习这门课必须付出的代价。所幸绝大多数学生上了一阵子课以后，也就习惯了。

我想学生们第一次见到大体老师，应该都会有些讶异：怎么颜色会这么深？那是因为大体老师经过福尔马林处理，肤色会变成褐色；不但如此，皮肤的质感也会改变，变得类似皮革一样，比较硬。

一般临床上如果要在病人身上开口，医生会尽量不要开太大。活人的皮肤是有弹性的，可以用拉钩拉开切口扩大视野，方便手术进行，手术处理完以后，缝起来伤口就不会太大。但是这种做法在福尔马林灌流后的大体老师身上是行不通的。遗体的皮肤缺乏弹性，是完全拉不动的，以至于我们需要多大的视野，就得把切口开多大。

大体上的"纽扣"

第一堂课，我们是做上肢相关的解剖。为了后续课程能清楚观察到支配上肢的神经与血管，我们的首要任务是解剖出胸部的胸大肌。我们在胸口正中切下第一刀，之后沿着胸廓（肋骨下缘）切开，让皮肤可以像外套一样翻开来，露出胸大肌。胸大肌附着在胸廓、胸骨以及锁骨跟肱骨上，而之后为了观察更深层的构造，还要沿着这些附着处把胸大肌切开，仅留下肱骨的附着点。

在慈济大学有个原则：解剖时，不能有皮肤、肌肉从大体老师身上掉下来。有些医学系可能会允许学生将皮肤切下来放在旁边，我们所使用的解剖学实习指导书也如此指示。但在慈济大学，因为学期末我们要把所有肌肉、脏器都复位，所有切割线最后都要缝合回去，若不这么要求，一旦肌肉切落，不管哪个部位，堆在一起都长得很像，期末恐怕会搞不清楚原位在哪边。或许有些学校可能会觉得有点多此一举，但我个人认为，这个规定其实也有好处，会要求学生在操作时更谨慎小心，对他们未来行医，是有帮助的。

但毕竟肌肉还是得经过适度切割，深层的构造才看得到，因此，我们要仔细设计解剖的步骤与技巧，要考虑到浅层的肌肉与神经该怎么切割，才不会整片掉下来，但又不至于挡住视野，妨碍到深层构造的观察。

第一堂课，我们会教学生一个技巧，叫作制作"button"（纽扣）。以胸大肌为例，我们解剖时，除了要能看到肌肉，还要知道支配这块肌肉的神经和血管是什么。"纽扣"的位置，就是把支配胸大肌的神经，还有供应胸大肌的血管，留在这个纽扣状的肌肉上。学生要先找到供应胸大肌的神经血管，但因为胸大肌很大一片，而神经、血管走在肌肉深层，所以我们势必要翻开肌肉才能观察到它们以及更深处的构造。可是在把胸大肌由胸部中央向外侧翻开时，很有可能扯断神经和血管；若神经和血管全都断了，日后复习时，学生可能会搞不清楚断掉的构造来自何方。

为了避免混淆，我们会刻意在神经和血管的主干进入胸大肌的地方，留下一块大约6平方厘米这么大的肌肉，作为"纽扣"，如此胸大肌翻开可以观察，又可以让学生充分理解支配这块肌肉的神经跟血管来自何方。

复杂的臂神经丛

上肢部分，我们会解剖大约五个星期。解剖的顺序如下：先是腋下、上臂、前臂，然后是手。

学生花最多时间的是解剖臂神经丛。人体上肢所有支配感觉和运动的神经，都是来自臂神经丛。臂神经丛是由第五、第六、第七、第八颈椎神经与第一胸椎神经组成的神经丛，从颈部开始，向两侧延伸出来，走在锁骨下方，神经间经过一些交会、分叉，汇集之后，再经过腋下到上肢。

因为人类上肢所有的感觉和运动，都受从颈椎第五节到胸椎第一节间钻出来的神经，即臂神经丛所支配，所以若臂神经丛受损，比如后段颈椎受伤，很有可能会影响到手部的动作。

腋下的解剖是最消耗时间和心力的，因为许多重要的神经、血管都在这个部位，而学生刚开始时不熟悉，加上很多神经、血管旁边都有许多脂肪。脂肪的存在，主要是起缓冲的作用，以保护这些重要组织，但我们必须要把这些脂肪和结缔组织都清掉，才能清楚看到血管和神经。

我们强调肌肉不可掉落下来，学期末会全部缝合回去，并把脏器归位，但人体脂肪遍布全身，既零碎又看起来没有差异，实在没有办法一一复位。我们会把清下来的脂肪另外放入专用的脂肪桶中，待学期末集中放进棺木中跟大体老师一起火化。

学生在上课以前，就已经读过图谱。臂神经丛的图谱非常精细美丽，有些学生上课前会有点怀疑，是否图谱太过"美化"，人体实际的情况哪有可能如此？但是当他们切开来看时，就会发现，人体就是这么美妙。

图谱和实际人体的差别是：图谱为了让学生容易分辨，会以不同的颜色标示血管和神经，但人体组织可不会有这么夸张的颜色差异。对于经验不丰富的学生来说，神经和血管长得实在很像，有可能会搞不清楚。我们会教学生用镊子去夹夹看，神经是实心的，血管是空心的，质感不一样。但有些神经或血管极细，甚至像头发这么细，就很难"夹"出差异感，这时候或许可以借着追溯到更上游的主干，来观察判断到底是神经还是血管。

蜜月手、电脑手、妈妈手

臂神经丛出了腋下以后，会形成四条主要神经来到上肢，分别是肌皮神经、正中神经、桡神经以及尺神经。要找到这四条主要神经并不困难，问题是大体老师的手可能会有些弯曲，加上皮肤僵硬，手掌可能紧握等，使翻皮进度较慢，所以在实验室经常看到学生努力按摩大体老师的手部，好增加一点延展性。

肌皮神经主要支配上臂屈肌，大家熟知的肱二头肌即是其中之一。当我们在显示自己肌肉发达时，经常比出像大力水手波派的姿势，在上臂鼓起的肌肉就是肱二头肌，而这动作能完成，就是借由肌皮神经的支配。

正中神经支配前臂大部分屈肌及手掌大拇指侧的肌肉，掌管像是弯曲手腕及手指等动作，也负责手掌，大拇指、食指、中指及一半的无名指这三指半部位的皮肤感觉。

我们常听到的"电脑手""腕管综合症"，就是正中神经受到压迫造成的。之所以会称为"腕隧道"，是因为当手掌朝上时，腕骨的排列是凹状的，凹口两端由腕横韧带围住，看起来像是隧道一般的结构。我们弯曲手指的肌腱时，正中神经及血管均通过"腕隧道"由前臂作用到手掌，当这部分的结缔组织因为过度使用或受到压迫而发炎，就会肿胀增厚，挤压到正中神经，产生疼痛。因为正中神经支配手掌及三指半部位的皮肤感觉，所以还会造成大拇指侧三指半边手掌及手指的酸麻或疼痛感；另外，因为正中神经也支配大拇指基部的鱼际肌，因此也有可能造成大拇指使不上力的现象。

桡神经走在我们上臂的后面，位于肱三头肌跟肱骨之间，大约在肱骨中下段时，会呈螺旋状从内侧往外侧转，之后就会往前臂大拇指侧走，主要支配上臂的肱三头肌以及前臂所有伸肌。

有些男子会罹患所谓的"蜜月手"，是女伴彻夜枕着他的手臂睡觉，桡神经长时间被压迫导致的。因为这种情况常发生在两情缱绻的新婚阶段，才会有"蜜月手"的别名。

虽然被当枕头的部位是上臂，但酸痛会延伸至前臂的背侧跟手背，导致手腕无法伸直，那是因为桡神经受压迫时，影响到了前臂背侧的伸肌。若罹患了"蜜月手"，不严重的情况，只要别再枕着手臂睡觉去压迫神经，过阵子也就自然好了；但若情况严重，就得寻求专业治疗。

关于桡神经，还有一种常见的病症叫作"桡骨茎突部狭窄性腱鞘炎"，也就是俗称的"妈妈手"。通常是因为经常反复做大拇指伸直及外展的动作，影响到大拇指侧手腕部位的外展拇长肌及伸拇短肌。在姿势不当或过度使用下，这两条肌腱的腱鞘（即肌腱周围用来保护、润滑的囊状构造）容易发炎、肿胀、增厚甚至粘连。当运用这部位时，肌腱在狭窄的腱鞘中一移动，就压迫到桡神经，导致疼痛。许多母亲为了抱孩子，长时间撑大手掌，过度使用外展拇长肌跟伸拇短肌，导致肌腱腱鞘发炎，因故得名。但这可不是妈妈的"专利"，凡是需要频繁使用大拇指的人，都有可能遇到这种问题。

至于尺神经，则是支配前臂及手掌靠小指侧的部分肌肉，及小指、无名指靠近小指这一侧部位的皮肤感觉。

有时候我们不小心敲到手肘内侧，会立刻产生一阵刺痛酸麻感，俗话说这是"敲到麻筋"了，就医学上来说，其实是刺激到尺神经了。因为尺神经由上臂往前臂延伸时，在手肘内侧走得很浅，只是绕在肱骨旁边而已，所以只要敲到，就会立刻有酸麻反应。

"执子之手，与子偕老"的科学解释？

除了神经，当然也会让学生观察肌肉。在上肢部分，手臂的肌肉算是蛮单纯的，上臂后方只有一条伸肌（用以伸展手肘），为肱三头肌；而前面则是屈肌（用以弯曲手肘），共有三条，分别是肱二头肌、肱肌和喙肱肌。而前臂的肌肉也大致分为前方的屈肌和背侧的伸肌，负责控制手腕与手指的动作。

前臂的动作较单纯，主要是弯曲、伸直、旋前（手心向下）及旋后（手心向上），但我们的双手及手指头还可以做握拳、内收、外展、对掌等精细动作。人类的双手之所以这么灵巧，那是因为人类手掌构造非常精细，除了手掌内部就有19块肌肉各司其职外，手指部分更有由前臂肌肉延伸过来的肌腱控制指头的动作。但也因此，手部若遭受严重损伤，手术难度是很高的。

谈到手掌肌肉及肌腱执行的动作，不禁想起一件生活趣事。有一次家人一起聊天，我小叔跟大家提起一段网络上广为流传的影片《无名指的秘密》。影片中的叙事者先抛出一个问题："为什么婚戒要戴在无名指上？"叙事者说，关于这个问题，华人有一个很奇妙的回答。首先，他伸出双手，将中指弯曲，对靠在一起；接着，分别将其他四个手指的指尖对碰在一起。

根据影片叙事者的说法，不同手指象征着不同的人际角色：中指代表的是你自己，大拇指代表的是你的父母，食指代表手足，无名指代表配偶，而小拇指则代表子女。

把所有的手指对好以后，他便逐一试着分开每一对指尖相碰的手指。大拇指轻易就分开了，意味着我们的父母总有一天会老去，离开我们。接着，合上大拇指，再试着张开食指，也轻易分开了，意味着兄弟姐妹终究会各自成家，拥有自己的人生，也会离开我们。

接着，试着分开小拇指，也很容易，这意味着子女会长大，迟早会离开自己，建立他们的家庭。最后，叙事者试着分开无名指，跟刚刚不同的是，无论怎么努力，都无法把指尖相碰的无名指分开。

影片的意义是：这世间任何人际关系都会改变，即使亲如父母子女，也无法例外，只有配偶才是终身与你相守、跟你关系最紧密的那个人。结论是：所以婚戒才要戴在无名指上。

我想第一次体验这个小游戏的人都会觉得很惊奇，再搭配上这么浪漫的说法，应该会觉得很感动吧？尤其是女性，应该对这个小游戏更有感觉，心中恐怕会立刻涌现"执子之手，与子偕老"的满腔柔情。

我第一个反应也颇惊奇，但惊奇的不是这个浪漫的"无名指的秘密"，而是："能想出这个游戏的人真不简单，他应该具备蛮多解剖学的知识。"

为什么呢？因为他知道大拇指、食指、小拇指都拥有一条独立的伸指肌，此外，人体的手背有一块来自前臂背侧的伸指肌，这块肌肉有四条肌腱，分别到食指、中指、无名指及小拇指这四个指头。但因为是共用一块肌肉，所以会彼此影响。一旦中指弯曲，会影响到那一块伸指肌的有效收缩，于是就没有足够的力量让没有独立伸指肌的无名指分开；而大拇指、食指、小拇指因为有独立的伸指肌，就不受影响，可以顺利分开。

如果把无名指弯曲，就会发现所有的手指都能顺利分开；若把食指弯曲，不容易分开的则变成直接被牵制的中指。总之，因为无名指没有独立的伸指肌，所以相对其他手指，它比较缺乏力气，也因此钢琴师才必须特别锻炼无名指，以强化无名指的力道。说真的，我还真想去认识一位顶尖的钢琴师，看看他中指弯曲时，相碰的无名指指尖是否能顺利分开。毕竟，他们可是有下苦功练过的，说不定可以突破这种限制。

经过我一番"专业科学"的解释以后，所有浪漫旖旎的气氛当场烟消云散。小叔忍不住揶揄说："你们学科学的女生还真无聊……"

哎呀呀，怎么能这么说呢？风花雪月是诗人的工作，而我们学科学的人，必须求真啊！我学了这么多年解剖，又教了这么多年解剖，人体的神经、血管、肌肉的分布与运作方式，早已内化成自己的一部分。"无名指的秘密是什么？"噢，对我来说，大体解剖学早已告诉了我答案。

"发自肺腑"的惊叹：

胸腔解剖

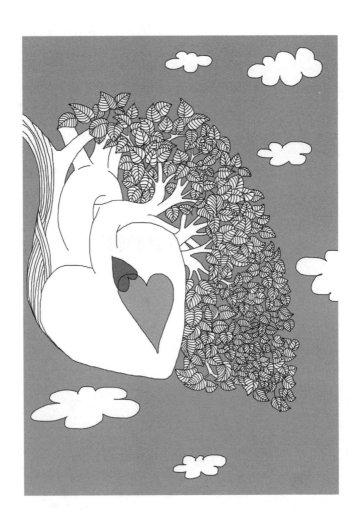

解剖完上肢，接下来，就要进入"掏心掏肺"的部分——观察胸腔。

首先观察的是肺脏。人体的肺脏像两个气球，吸气时扩张，呼气时挤出空气，气球所在的空间，就是胸膜腔。

要观察这两只"气球"，对学生们来说，必须经历他们上大体解剖课以来，第一个比较大的破坏：用肋骨剪从大体老师身体两侧剪开肋骨，把整个前胸壁取下来。

之后，映入眼帘的就是肺脏。

通常学生的反应都蛮震惊的。大家"想象中"的肺脏，应该是深一点的肉色或粉红色，看起来"很干净"的样子，跟菜市场上卖的赭粉色猪肺颜色"应该不会差太多"；但是他们取出前胸壁、剪开肺脏外的胸膜后，实际上看到的肺脏是暗红或偏灰色的黯淡器官，上头还密密麻麻布满黑色斑块，一点也不"漂亮""干净"。

这种颜色和状态，并不是福尔马林固定造成的。福尔马林固定只会使器官颜色比较深，并不会造成那些黑点。

学生通常一看到肺脏上的黑色斑块，第一个反应是怀疑大体老师生前有抽烟的习惯，但其实许多一辈子不抽烟的大体老师，肺脏也布满黑色斑块。原来，除了抽烟之外，近年来越来越严重的空气污染，比如大家越来越熟悉的PM2.5细悬浮微粒，以及炒菜的油烟等等，也会在肺脏上造成类似的黑色斑块。每一次吸气时，随着空气进入人类肺脏的一些粉尘或细悬浮微粒，会被肺脏内的巨噬细胞吞噬。由于这些异物不易被分解的部分均储存在巨噬细胞内，大量聚集的巨噬细胞便形成了这些肉眼可见的黑色斑块。

相较之下，动物通常因为生命周期较短，还"来不及"变成这样。像我们以前做实验解剖老鼠，它们都是实验室饲养的，没有吸入过什么污浊的空气，加上通常在数个月后即"牺牲"，没活多久，所以解剖开来，肺脏颜色都是很干净的粉红或鲜红色；菜市场上常见的食用类动物，通常也都没活很久就被屠宰变成盘中餐，它们的肺脏看起来也都很干净。

可是人类是很长寿的动物，肺脏经年累月处理这些伴随着空气吸入的粉尘微粒，因此不管有没有抽烟习惯，每个大体老师的肺脏上面都布满黑点，跟学生们的想象差很多。

老师以前呼吸很辛苦吧？

人体的肺脏左右各一，表面有几道比较深的凹痕。左肺只有一个斜向凹痕叫作斜裂，右肺除了斜裂，还有一个较小的水平凹痕称水平裂。这些凹痕将肺脏区分为几个肺叶，如左肺有两个肺叶（上叶、下叶），右肺则有三个（上叶、中叶、下叶）。绝大多数的人因为心尖朝左，左侧胸腔有少许空间被心脏占据，因此左肺通常会比右肺稍小一点。

肺脏共有约三亿个像小气囊的肺泡，每个肺泡直径约0.2毫米，总表面积大约有75平方米，相当于一个网球场的大小，比皮肤的总表面积还大，是人体总表面积最大的器官。

一般而言，跟其他器官相比，因为有很多可蓄积空气的肺泡，肺脏算是比较软的器官。可是有些大体老师因为疾病，例如肺癌，肺脏组织的质感就会不太一样，摸起来会有一颗颗的肿瘤或硬块。

我们也曾遇到过有胸膜腔积水（也就是俗称的肺积水）的大体老师，老师生前可能因为癌症、心脏疾病、肺炎感染或其他原因，造成过多组织液渗漏到肺脏所处的胸膜腔。过量的组织液造成胸腔内压力增加，就可能会压迫到肺脏，造成肺脏换气上的困难，在胸部X光片中也会看到整个肺脏被挤压得很小。

还有一次，打开大体老师的胸腔以后，发现老师有一侧的肺脏只剩下一个肺叶，像这种，就是老师生前有动过肺部手术的个案。

有些学生很可爱，特别有同理心，看到这些变形或尺寸特别小的肺脏，会忍不住惊呼："哎呀，老师生前呼吸一定很辛苦吧？会不会喘不过气来啊？"我想，这些孩子若能将医术磨精，日后成为医生，应该也是特别能体恤病人的良医吧？

"开枝散叶"的支气管

我们会把进出肺脏的血管、神经和支气管都剪断，好把整个肺脏取出，观察支气管分支的情况。

成人气管直径约莫是 2.5 厘米，管壁由黏膜、肌肉跟 C 形软骨组成。这实在是非常巧妙的构造，因为要随时保持管道畅通，才能顺利让空气出入。如果全是软的肌肉质，那我们每次呼吸都要把坍塌的管壁重新撑张起来，恐怕会十分费力。但因为气管有这些 C 形软骨构造，不像纯粹由肌肉构成的食道那样软塌，所以空气出入比较容易。

这十六到二十个 C 形软骨由黏膜、结缔组织和肌肉等连接成管状，长相有一点类似浴室洗澡用的莲蓬头环状金属水管那样。差别在于，莲蓬头水管的环节是 O 形，整圈是一样硬的同一种材质，而支撑我们气管的主要结构却是 C 形软骨，造成气管前硬后软。

这个 C 形软骨的开口向后，前方与两侧是稍硬的软骨，我们摸自己的颈部，可以感觉到那是颇结实的组织；而开口后方，则是柔软的平滑肌，因为气管后方紧贴着食道前壁，后方是肌肉而不是软骨，因此我们进食吞咽时才不会有食物摩擦气管后壁的明显感觉。

气管于第六颈椎的高度由颈部进入胸腔，在第五胸椎上缘，分为左右两支主支气管。通常左边支气管走向比较水平一点，也稍稍长一点；相较之下，右边的支气管比较短，直径比较宽，走向也比较直，因此临床上小朋友不小心误吞异物卡在呼吸道，经常就是塞在右边支气管这里。

右肺的支气管，会进一步分成三支次级支气管，而左肺则会有两支，分别进入每一肺叶。这些次级支气管，又会再往下"开枝散叶"成三级支气管、四级支气管……最后会分支成更细的终末细支气管。

就大体解剖这门课的要求，我们会解剖到三级支气管，至于更细小的细支气管分支则在组织学课程中，于显微镜下观察。按照不同的支气管供应，左右肺脏大概可以区分成八到十个支气管肺节。对医学生而言，这有很重要的临床上的意义。

每一个支气管肺节，分别由一支三级支气管及一条肺动脉分支供应，并由独立的肺静脉分支与淋巴管负责血液与组织液回流。若肺脏有部位发生严重病变，需要通过手术摘除部分肺脏时，支气管肺节可单独切除，不至于影响到肺部其他部分，患者术后未受影响区域仍能维持正常的呼吸功能。那些剩下局部肺脏的大体老师，有些生前就曾动过类似的手术。

"真心"原来如此

除了肺脏，心脏也是胸腔这个部位的重头戏。

整个大体解剖课，经常发生"跟想象不一样"的情形，学生打开来眼见为凭以后，讶然惊呼："怎么这么大？"或"怎么这么小？"

心脏，就是他们觉得"怎么这么大"的器官之一。

中学时，生物或健康教育课本告诉我们，说心脏大约跟紧握的拳头差不多大，学生们也一直抱持此印象；但实际上，人类的心脏恐怕比成年男性的拳头还大一点，尺寸大概跟市场上可见的猪心差不多，是个相当有分量的脏器。

一般人认为的"心脏居左边"，其实也不尽正确。基本上，人体的心脏位于胸腔中央，只是心尖偏左。心脏外层有心包膜，贴附在心脏表面的是脏层心包膜，而在心脏外围不直接接触心脏的为壁层心包膜及纤维性心包膜。纤维性心包膜为颇坚韧的结缔组织，功能是保护心脏。脏层和壁层心包膜间的空间叫作心包腔，内有少许组织液，具有润滑作用，可减少心脏跳动时的摩擦力。我们必须要把贴合在一起的壁层心包膜及纤维性心包膜剪开，才能看清楚整颗心脏。

脏层心包膜本来应该是单层上皮和薄薄的结缔组织，但有时候我们会看到有些大体老师的脏层心包膜上面有很多脂肪，这就是一般所说的"心包油"。当血液内的脂肪过高，就有可能堆积到心脏表面。

为了要仔细解剖、观察心脏，我们会先要求学生剪断进出心脏的主要动脉和静脉，才能把心脏拿出来。

心脏是一个中空构造，分为左右心房与左右心室四个空间。心房与心室由瓣膜隔开，称为房室瓣。左心房跟左心室之间的房室瓣称为二尖瓣，又称为僧帽瓣；右心房跟右心室之间的房室瓣，则称为三尖瓣。

主动脉跟左心室之间、肺动脉跟右心室之间，也都有瓣膜，因为形状类似半月形，称为半月瓣，目的是防止血液在心室舒张时由动脉倒流回心室。

心脏的运作是这样的：当心房收缩时，二尖瓣跟三尖瓣会打开，让血液进到心室，而此时，半月瓣是关闭的；等到心室收缩时，二尖瓣跟三尖瓣则是闭合起来的，让血液不会回冲到心房，而是被打到它该去的动脉：在右心是进肺动脉，在左心则是进主动脉。

关于瓣膜，平时最常听到的病名就是"二尖瓣脱垂"。在正常的情况下，当血液由心房流向心室时，房室瓣会打开；当心室收缩时，房室瓣应该闭合起来，避免血液由心室回流到心房。

但如果因为病变或其他原因，二尖瓣瓣膜变得肥厚或松弛，因而脱垂，无法完全闭合，部分血液就会逆流到心房，导致进到主动脉的血液比较少，这就是"二尖瓣脱垂"。

二尖瓣脱垂的发病率其实不低，大约是 2%～3%。大多数患者并不会有明显症状，无须特别治疗，少数人会有心悸、心律不齐等症状。另外还有极少数患者，可能会产生较严重的并发症，像是感染心内膜炎等，这类病患就需要特别注意。

冠状动脉：心脏养分的供应者

在把心脏移出胸腔之后，首要任务就是让学生先找到供应心脏的重要血管，也就是大众耳熟能详的"冠状动脉"。

连接左心室的主动脉根部，左右各有一条血管分支，分别是左冠状动脉与右冠状动脉，负责供应心脏所需的养分与氧气。

左冠状动脉在心脏左前侧的分支为二：一条从左心房和左心室交界处向心脏后方绕；另一条走在心脏前面、左右心室交界处，为供应左右心室间隔血液的血管，这也是比较常堵塞的血管。而右冠状动脉，则从右边往后绕到心脏后面，供应右心房与右心室养分。

若冠状动脉血管壁因为老化或其他原因变硬，或是血管中粥状脂肪斑块沉积，导致血管狭窄，就会影响供应心脏的血流量。当血流量减少到一定程度，就会导致心绞痛，一旦堵塞，就会造成心肌缺氧，也就是大众所熟知的心肌梗死；若患者血压很高，也有可能让硬化的血管因此破裂出血，这将非常危险。

追踪体循环的主要血管

把肺脏、心脏都拿出来以后，我们还会要求学生观察胸腔后壁。

之前要取出心脏时，必须剪开很多大血管：从左心室出去的是主动脉，从右心室出去的是肺动脉；而回到心脏的血管，则有进入左心房的肺静脉及进入右心房的上、下腔静脉，这些都要剪断。我们会让学生一一找到这些血管。

细胞的生化代谢反应需要氧气，必须借由体循环来交换氧气与二氧化碳。含氧丰富的血液从人体左心室出发，往上会到头颈，往下则到躯干跟四肢。在这个过程中，血液中的氧气会被释放进入细胞内，细胞的代谢产物二氧化碳则进入血液，交换完以后，这些含氧少的血液会回到右心房，再经由肺循环由肺动脉进入肺，通过呼吸把二氧化碳排出。吸入的氧气进入血液，之后这些含氧丰富的血液再经由肺静脉回到左心房，然后进入左心室，再一次进入体循环。

体循环那些含氧少的血液最后通过两条静脉回到右心房，上腔静脉收集由头颈、上肢及胸部回流的血液，下腔静脉则收集由腹部及下肢回流的血液。

教科书图谱为了让学生清楚了解，血管、神经都用不同颜色标示，红色是动脉，蓝色是静脉，神经则是黄色。但在真实人体中可不会有如此鲜明的色差，大都是灰白色或肉色，学生得凭知识与经验，精确辨认不同的管道。

就视觉上来看，静脉常因有血液滞留血管内，看起来颜色比较暗，动脉则比较偏白。在质感上，动脉则比静脉有弹性，因为动脉的血压是比较高的，所以管壁会比较有弹性，这样才不会容易破裂；而静脉是因为回流的血液，血压比较低，所以相对而言韧度也没有那么强。

自律神经与迷走神经

除了血管，我们还会观察神经。就外观来说，神经长得跟血管其实很像，差别是：为了要容纳血液，血管是中空的，而神经则是实心的。当学生因为经验不丰富而搞不清楚时，我们会建议他们不妨用镊子去夹夹看，辅助判断。

在后胸壁，我们要观察的一个重点是交感神经链。它位于脊柱两侧，膨大的神经节之间有神经纤维相连，形态像一条串珠项链。

交感神经与副交感神经共同构成大众所熟知的"自律神经系统"，这两者的作用截然不同：交感神经会刺激肾上腺分泌肾上腺素，让心跳加速、呼吸急促、胃肠蠕动减缓，整个身体进入兴奋状态，以应付压力或危急状况；而副交感神经的作用则恰巧相反，它让身体肌肉放松，分泌脑内啡，让心跳减缓、血压降低、消化功能活络，帮助身体进入休息状态。

除了交感神经链，在这个阶段，我们也会观察迷走神经。迷走神经是混合神经，含有运动、感觉及副交感神经纤维，上述心跳减缓、消化功能活络，便是迷走神经中的副交感神经纤维活化的结果。迷走神经是人类的第十对脑神经。之所以叫迷走神经，是因为它有点像是"迷路"的神经。它是脑神经中最长且延伸最广的一对，走得非常远，出延髓以后，会沿着食道两旁，纵贯颈部和胸腔，再进入腹腔，沿路支配了呼吸系统、心脏与消化系统的绝大多数器官。

迷走神经另一个特别之处是左右不太对称。左迷走神经进到胸腔后，在主动脉弓下方会发出一条分支，绕着主动脉弓往后勾上来，逆行回到喉部，成为左喉返神经，而左迷走神经继续进入腹腔。右迷走神经则是在经过右锁骨下动脉时，发出右喉返神经，绕过动脉到喉部，主干才继续下行。

这是非常特别的。通常神经就是从近端走向远端，很少会"走回头路"，但是这条偏要绕远路。我们发声、说话，大脑发出信号，是经由迷走神经传达到喉返神经，绕了一圈才到达喉部，使喉部肌肉完成动作，这真的很"缺乏效率"，不是吗？为什么不一步到位就好？

很多学者对研究喉返神经十分热衷，认为这是"演化"确实存在的最佳证据。从演化的观点来看，鱼类上了陆地，演化出爬虫类，之后才又演化出哺乳类。鱼类是没有脖子的，迷走神经从脑部出发，喉返神经直达喉部，路线清楚，并不迂回，可是喉返神经走的路径，偏偏是在心脏后方。当生物演化到爬虫类以后，开始有脖子。爬虫类脖子不长，所以这条神经也只需要稍微延长一点，于是"便宜行事"，小做修改，迂回绕一点远路，反正可以达到目的就好。对无法回头重新设计的演化而言，只要不影响存活，些许"不完美"是可以容忍的。

随着生物不断演化，当动物的脖子又变长了些，心脏及动脉弓往后移一些，喉返神经也只好亦步亦趋跟着去，然后再绕回来。这对人类来说还好，但对于一些脖子长的动物，例如长颈鹿，可就极惊人了，原来直线距离约5厘米就可以到达的喉部，喉返神经可是足足多绕了4米以上。

之前台湾地区野望国际自然影展曾播出英国生物学家理查德·道金斯博士（Richard Dawkins）与美国的乔伊·莱登伯格（Joy Reidenberg）解剖一只暴毙的长颈鹿的影片：《解剖巨物：长颈鹿》（*Inside Nature's Giants-The Giraffe*），相当值得一看，这是一个很有趣的演化研究题材。

在人类身上，这条路径还不算太迂回，毕竟人类的脖子长度也就只有那么一点，喉返神经不过多走五六厘米罢了，比起长颈鹿，"交通"可是简单多了。

学生们看完了胸腔各个主要器官与血管、神经后，"开膛"考验算是告一段落，接下来的挑战，就是"剖腹"了。腹腔脏器多，解剖难度可是一点也不亚于胸腔。孩子们，请继续加油呀！

一肚子学问：

胃肠篇

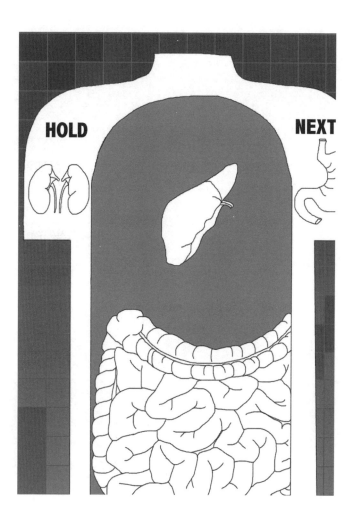

结束胸腔解剖以后，接下来就进到整个大体解剖课程中最"荡气回肠"的腹腔部分。

从胸腔下缘延伸到骨盆腔上缘这个空间就是腹腔。腹腔内有非常多脏器，包括一部分的食道、胃、小肠、大肠、肝脏、胆、脾脏、胰脏、肾脏……真的是"一肚子学问"，是大体解剖课的重头戏之一。

切割开皮肤以后，可以观察到腹壁有很厚的皮下脂肪。前腹壁及侧腹壁有许多条肌肉，包含薄而大片的腹外斜肌、腹内斜肌、腹横肌，又长又直的腹直肌，以及比较少见的锥肌。

有些学生会很关心，所谓的"六块肌""八块肌"或者说"巧克力腹肌"，在肚子里到底是长什么样子？其实，想要练出的性感腹肌，在肚子里并不是六块或八块不同的肌肉，而是位于肚脐两侧的一对纵走的肌肉，称为"腹直肌"。

我们剪开皮下脂肪底下灰白色的腱膜以后，就可以看到这两条肌肉，由胸骨两侧肋软骨下缘延伸到耻骨上缘。虽说这是两条长直的肌肉，可是每条肌肉中间有结缔组织横向将肌肉隔开来，形成三到四个区块，如果肌肉够发达而突出，且皮下脂肪够薄的话，外观就能呈现巧克力般的格状立体轮廓。我想学生们解剖看过腹直肌以后，大概就能领悟为什么漂亮的腹肌会这样难练。因为腹直肌前有厚厚的皮下脂肪，要练到"隐隐约约"都不大容易，若要练到"凹凸有致"，那非得同时满足肌肉非常发达与脂肪非常薄这两大要素不可，绝非易事。

取出脏器的浩大工程

在腹腔，脂肪真是无处不在。肌肉向两侧翻开以后，映入眼帘的是一整片围裙一般的大网膜。大网膜一端接在胃上，裙状构造向下盖在腹腔脏器表面，向后向上反折回到胃后方，返回的这一端则接在横结肠上。在外观上，它看起来就是一大片上面密布许多血管与脂肪的网状构造。有些大体老师比较胖，脂肪堆积甚多，看起来整片都是黄色的。

大网膜内有丰富的血管和淋巴管，疏松结缔组织内有许多巨噬细胞，具有腹腔防卫保护等功能。在临床上经常可以看到腹腔脏器病变处覆盖着大网膜，发挥隔绝的作用，限制了发炎的范围，使其不至于无限制扩大蔓延，所以大网膜又被称为"腹部的警察"。

不过，大网膜其实并没有"主动"运动到病变处的能力，它之所以可以去发炎处"办案"，主要是因为病灶处常因发炎反应、局部肿胀等原因，蠕动变慢或停止蠕动，但周围的脏器仍持续地蠕动，使得大网膜被推挤到不蠕动处；加上病灶处的发炎反应会扩及移动过来的大网膜，产生粘连，所以才会产生病变处覆盖着大网膜的现象。

到这里为止，工作都还算单纯，翻开网膜以后，接下来的解剖就比较辛苦了。让学生观察完脏器在腹腔内的原来位置以后，接着就要要求他们把大部分脏器从腹腔移出，如此才能仔细观察这些脏器的血管供应，而且才能看到后腹壁的下腔静脉，还有走在腹腔的主动脉的构造等。

取出脏器说起来容易，做起来可是一个浩大工程。

我们的腹腔脏器可不是一个个被独立"收纳"在肚子里这么简单。这些构造有的跟其他腔室的构造相连，像是学生要先把由胸腔钻进腹腔的食道在靠近胃的地方剪断，才拿得出胃；有的构造则有坚韧的结缔组织来稳固它们的位置，像是肝脏借由很多韧带跟横膈膜连在一起，不先把这些韧带破坏掉，是取不出来的。肠子的部分也颇复杂，小肠先接到大肠，最后经过直肠才会到肛门。学生们要把靠近肛门的直肠部分剪断，小心翼翼让肠子保持连续状态，再从腹腔移出。

而这些构造，只是要剪断的一部分而已，还需要考虑到血管。胸主动脉进到腹腔以后称为腹主动脉，其中有三条主要的血管负责供应我们的消化器官，即腹腔干、肠系膜上动脉及肠系膜下动脉，这些也要一一剪断，让腹主动脉留在腹腔后壁，进消化器官的血管则一起随脏器移出。

腹腔的空间可谓是被利用到极致，打开来里面满满的构造，各归各位，但彼此也紧密相依。这也是腹腔手术之后，容易发生粘连的原因。结缔组织的再生能力是很好的，一旦有伤口，细胞就会活化再生进行修补，但腹腔这么一个小空间，容纳了这么多脏器，手术后组织积极修复，如果长过头，就很容易长到相邻的构造或腹膜上，把原本不应该相连的组织连在一起。

正因为腹腔的空间"寸土寸金"，可以想象，要在这种几乎无法"见缝插'刀'"的情况下操作，又不能剪错构造，难度会有多高。加上有些大体老师生前患有腹腔脏器疾病，像是肝癌或肝硬化，肝脏肿大得很厉害，质地又比较硬，很难翻动，使得学生要剪下腔静脉（它走在肝脏后方）时，操作空间变得更小，更需要耐心与细心。

这也是我们会每两组安排一个老师照看着的理由。特别是在做比较重要的切割或移除工作时，都是老师在旁边亲自指导，一步一动地操作。若不如此，学生们万一弄错，就会影响之后的学习。

将腹腔主要脏器移出以后，学生们还得回头一一去辨识刚刚剪断的那些血管，往血管下游追踪它们是怎么分布并供应各个脏器的，这样以后他们行医，遇上器官发生病变，需要进行手术时，才知道该怎么止血、该怎么进行手术。

扁扁皱皱的 J 形袋子

移出脏器之后，就要仔细观察认识每个器官。

我们会先观察连接在胃上方的食道。在进行胸腔的解剖时，我们已经看过食道，它一路往腹腔方向延伸，穿过横膈膜的食道裂孔以后左曲与胃相接。

食道管壁的肌肉很有趣，虽然肉眼看不出来，但在组织学课堂中，学生会在显微镜下分辨出食道前三分之一是骨骼肌，也就是随意肌。它的收缩可受意识支配，让我们误吞了什么异物时，可以赶紧吐出来。但到了食道中段，肌肉的组成则变为平滑肌跟骨骼肌交错。至于后三分之一，则全都是平滑肌，这部分就不受意识控制了。

与食道相连的胃部，位于腹腔左上方。很多胃药广告或优酸乳广告都会把胃卡通化，画成一个饱满圆润的模样，但实际上它看起来比较像是个扁扁皱皱的 J 形袋子，并没有那么丰满。很多人可能认为，胃要容纳强度这么高的胃酸，想必胃壁一定很厚实，但事实上也并非如此。胃壁很薄，甚至比大肠、小肠的肠壁都薄。它之所以不会被强酸溶解，是因为胃壁会分泌黏液，保护自己不受损害。

胃的主要功能是将食物和胃液混合搅拌成食糜，送往十二指肠。一个正常的胃可分为四个区域：贲门、胃底、胃体部以及幽门。贲门位于头端，是胃的入口，作用是防止胃里面的东西回流到食道。当贲门闭锁功能不佳的时候，就会导致胃酸逆流进入食道，进而可能会引起一些诸如胸闷、灼热等俗称"火烧心"的症状；有时候也会导致咳嗽或吞咽困难，患者会感觉胸腔部位不舒服，但肇因其实是腹腔的毛病。

胃底在胃的顶部，也就是我们看到的卡通化的胃部图案里，右上方最圆润的那个区域。而胃的体部则是胃的主要区域，往远端走，会接到幽门部。幽门摸起来很结实，有很明显的括约肌。

我们曾经解剖过生前因为病变，必须切除部分或全部胃的大体老师。他们的残胃虽然还是借由手术跟小肠接在一起，但形状跟正常人体的胃相当不同。

"峰回路转"的肠道

经过幽门以后，就来到了"峰回路转"的大小肠区域。

　　小肠借着肠系膜固定在腹腔。肠系膜由两层腹膜构成，它们是将内脏固定到后腹壁的腹膜皱褶，同时也是血管、神经、淋巴通往内脏的通道。因为有肠系膜，小肠才得以被"悬挂"在腹腔固定的位置，不会轻易位移。

　　小肠迂回盘绕，是人体最长的器官，由十二指肠、空肠以及回肠构成。第一部分是十二指肠。就外观上来看，十二指肠是一个 C 形的器官，它的名字源自"长度相当于十二个指头宽"，但实际上可能会比"十二个指头宽"的长度更长一些，大约是 25 厘米至 30 厘米。

　　小肠的第二部分是空肠。这段肠子的蠕动快速，通常是排空状态，是以名为空肠。空肠之后的最后一段则是回肠。若不包括十二指肠部分，空肠约占小肠全长的五分之二，盘绕于腹腔上半；而回肠则占五分之三，盘绕于腹腔下半以及骨盆腔，两者加起来约 6 米至 8 米长。

　　我们的消化过程大致是这样的：食物进到了胃部以后，胃壁肌肉蠕动使食物与胃液充分混合形成食糜；之后幽门打开，食糜及胃液进到十二指肠，刺激消化液（包括胰液、肠液与胆汁等）排出，中和胃液的酸性并分解食物；因为十二指肠很短，所以食物马上就会进入空肠，空肠里有很多绒毛，以吸收食物的营养。食物从空肠到回肠以后，养分持续被吸收，最后管腔里那些无法被消化酶素充分消化的东西，像是植物纤维等，就会进入大肠。

我们的大肠外观像绕成ㄇ形的粗水管，位于人体右侧的阑尾、盲肠、升结肠构成ㄇ的其中一竖，跨越上腹部、位于胃下方的横结肠则是ㄇ上面那一横，而另一竖，则是从左侧肋缘向下延伸的降结肠。降结肠末端朝身体中央位置延伸的部位，叫作乙状结肠，之后才会接到直肠跟肛门。

大肠内住着极大量的微生物。量大到什么程度呢？我们的大脑约重1.5千克，肠道菌加起来的重量差不多也是1.5千克。微生物何其渺小，要累积到这个重量，大肠里的"菌口数"必须是天文数字，据预测，大约有上百兆只。这些肠道菌，大部分是对人体好的或至少无害的微生物，它们可以消化植物的纤维，还可以合成短链脂肪酸以及一些对人体很关键的营养素，像是维生素K等。

我们的肚子里除了无害的细菌以外，当然也有对人体不利的坏菌。这些数量庞大的微生物在我们的大肠里"安居乐业"，形成某种平衡。不过，一旦坏菌大量快速繁殖，比如说我们吃进不洁的食物，打破了这种平衡，双方在我们的大肠里激烈"交火"，我们可能就会拉肚子。

大肠菌相不只攸关健康，有一些有趣的研究还提到，大肠菌相可能会影响择偶。科学家们拿果蝇做实验，一组喂食麦芽糖，一组喂食淀粉。经过多个世代以后，科学家把这两群果蝇养在一起，结果吃麦芽糖的果蝇多半只找同样吃麦芽糖的果蝇交配，吃淀粉的果蝇也多半只找吃淀粉的果蝇交配。

科学家认为，这种选择可能跟果蝇体内的共生菌种类有关：饮食会改变菌相，菌相会影响费洛蒙（pheromone），而费洛蒙则可能攸关择偶的偏好。他们接着对果蝇施以抗生素除去肠道菌，这种择偶偏好果然就消失了；但若再度投予这些共生菌，择偶偏好又会出现。看到这个研究时忍不住想，要是我们人类也跟果蝇一样，那么那些不可理喻的一见钟情，或许不是因为命中注定我爱你，而是因为你的大肠里的细菌，让你在不知不觉中，选择了人群中的那个他（她），不是心有灵犀，而是"肠"有灵犀。

大肠实在是非常有意思的器官，近年来关于肠道菌的研究颇丰。许多研究都发现，肠子的功能可能远不止传统观念中的消化、排泄，肠道里有极其复杂的神经系统、免疫系统，以及许多内分泌细胞，它们所分泌的激素，加上微生物的作用，可以通过血液循环影响人体非常多的器官。

近年来颇热门的"脑肠轴"概念，说明了肠道与大脑间的联结与互动。研究发现，中枢神经系统、自主神经系统与肠神经系统是息息相关的，肠道环境的状态、肠道菌相的平衡与否也会影响大脑的状态。部分研究甚至指出，忧郁症、自闭症等，跟肠道菌相组成及肠道的环境是有关联的。

我们小时候常听说，某某人得了"盲肠炎"，要去医院割盲肠。人们所说的"盲肠炎"，其实应该是"阑尾炎"。

人体"正牌"的盲肠位于右髂部，外形有一点像是死巷。食草动物吃进的大量植物，很多会先堆积在盲肠部位，利用肠道细菌发酵慢慢消化，它们的盲肠部位比例比较大。但人类的盲肠则明显短多了，大概只有四五厘米长。紧贴在盲肠后面的是阑尾，它是一根很狭窄的中空管子，长得有点像蚯蚓。

因为阑尾跟盲肠很近，所以阑尾炎也经常被民众误称为盲肠炎。阑尾炎的肇因通常是阑尾阻塞发炎，阻塞原因可能是粪石、周边淋巴结发炎肿大甚至寄生虫等。一旦阻塞，管腔压力就会升高，进而可能就会造成内膜糜烂，细菌增生侵入阑尾壁，导致发烧以及剧烈腹痛。

如果实在发炎严重，也只好通过手术切除阑尾。早期许多人认为阑尾是一个没有什么用处的退化器官，割除并无大碍。但事实上，真的是如此吗？有研究证实，阑尾的功能跟免疫有关，它有许多淋巴小结。这些淋巴细胞及其抗体，能够判别哪些细菌可以领有"通行证"，安住在大肠里；而当肠道因感染或疾病造成菌相失衡时，阑尾也可以帮助身体快速重建正常的肠道菌相。

那么，为什么人们割了阑尾，好像也没有大碍呢？这是因为其他肠淋巴组织接管了阑尾的工作，所以身体还是可以正常运作。所以万不得已的情况下，两害相权取其轻，是可以割舍阑尾的。

但的确有研究指出，在肠道感染发炎并以抗生素治疗后，没有阑尾的人，相对那些有阑尾的人，疾病复发率较高。所以还是祝福大家能够平安康泰，尽可能不面临要不要跟阑尾一刀两断的两难。

从盲肠往上走到肝右叶下这部分的大肠为升结肠；到肝脏以后往左转，横跨脐区，这部分是横结肠；到脾脏时往下转，位于左髂区这部分的大肠叫作降结肠。升结肠跟降结肠都被固定在腹膜后方，几乎不动，而横结肠因为只有两端被腹膜夹住，它的形态会有点像晒衣绳那样，稍微呈现 U 字状垂挂。

降结肠延伸至骨盆入口后，与乙状结肠相接，之后则是直肠，后者穿过骨盆底与肛管相连。为了要把肠子移出，我们把肠道从直肠处剪断，只保留一小段在大体老师身上，这一段就不会特别拿出来了。

重回实验室找大体老师"复习"

除了胃肠，腹腔里还有许多重要器官，还真的是"一肚子学问"，即使在课堂上认真学过，到临床应用时，还是有可能遭遇困难。

去年，有四五个已经毕业、正在当外科住院医师的学生传信息给我，问我能不能课后让他们再进实验室，观察腹腔某些构造的位置。

原来，因为腹腔的脏器多又紧紧比邻，胃接十二指肠，十二指肠又包住胰脏，在胰脏附近还有肠系膜上动脉、腹腔干这两条大血管，"转圜空间"十分有限，他们跟着主治医师在开刀房学习时，有时实在搞不清楚前辈到底是从哪个角度找到相关构造，或是找到相关血管绑起来止血的。

这些学生在学校期间都不是心不在焉、散漫的孩子，考试也没问题，但临床治疗跟上实验课还是有一些差别。我们在上实验课时，为了要看清楚，可以在大体老师身上开很长的口子或做大幅度翻动，而且，很多构造学生可能只看一眼，就马上剪断周遭相连的血管或神经，把器官拿出来了；然而，实际手术时，为了减轻病人负担，都尽量要做最小的切割，而且必须在所有器官都保持在原位、又不能损害其他构造的前提下，找到病灶精准处置。要达到这种境界，对血管、淋巴结、脏器的相对位置，必须有更深入的认识才行。

虽然主治医师在过程中会解释，但躺在手术台上的毕竟是活生生的病人，必须尽快完成手术，以免给病人造成负担，不可能好整以暇在被开膛剖腹的病人身上细细解说，所以学生们才会想重回实验室。这些"微妙之处"，恐怕也只有跟大体老师"请教"，才能充分释疑了。

我很高兴这些菜鸟医生们愿意放下自尊，虚心回实验室研究，这意味着他们面对病人时，态度是严肃慎重的。医生的医术越精良，病人受的罪就越少，我很乐意居中协调，帮助他们找大体老师"复习"。只是因为白天还有医学生要上课，我三令五申郑重告诫他们千万不能把构造弄乱，免得影响该班学弟学妹学习，经他们切切保证我才放行。

那一次回实验室，感觉他们比在学校时还专注认真。讨论构造的相对位置时，我在旁边看得有点心急，忍不住想插嘴指点，他们还连忙打断我："老师，你不要讲！让我们自己找。"也对，我这"活老师"还是先让开，由大体老师亲身指导，他们的印象才深刻。

旁观他们这群住院医生围着大体老师研究人体奥秘，突然有点感动。大体老师用"以身相许"的遗爱，让这些年轻人在未来的行医生涯中，能够挽救更多人免于病痛。终结与延续，死亡与救赎，在此刻交会，这是何等美丽的缘分啊！

这也是大体解剖这门课的特别之处，它不是我们这些"活老师"带学生纸上谈"病"而已。若不是大体老师慷慨"捐躯"、共同指导，光靠听讲与读书，是绝对不可能学得透彻的。

也难怪这些学生还要回来找大体老师"复习"，这"一肚子学问"还真是复杂。我们花了一章的篇幅，只讲完了腹腔的胃、肠。肝、胆、胰、肾等器官还未介绍，只能留待下一章再见分晓了。

一肚子学问：

肝胆胰脾肾篇

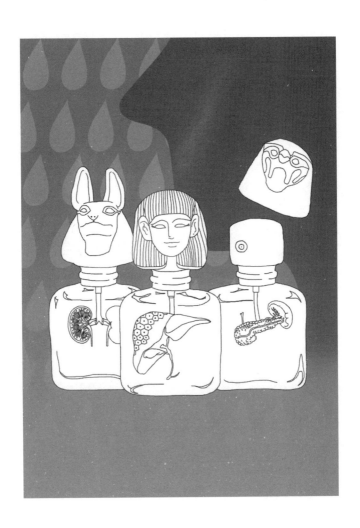

在我们系，学生要花三周时间来学习跟腹腔相关的课程，除了正课以外，花在实验室解剖的时间大概是两周。

因为腹腔脏器很多，一般人可能会认为，腹腔应该是医学生最不擅长操作的部分；但事实上，他们大多觉得腹腔解剖是"相对"比较容易的。这些肚子里的东西，他们从小听到大，只是无缘一见，最多大概只能根据其他动物的内脏来想象。如今有机会可以实际接触，不少学生还挺兴奋的，课堂上常听到此起彼伏的奇怪惊叹："哇，胃怎么这么扁？""肠子跟四神汤里的小肠长得很不一样呢！"

解剖腹腔时，学生们常拿他们以前看过或吃过的"下水"来比较，但这绝对没有对大体老师不敬的意思。毕竟多数人的生命经验中，可以接触到的内脏，通常就只有"下水"，所以难免会拿来相提并论。但也因为如此，学生们在学习腹腔知识时，会感觉多了几分熟悉感，能比较快进入状态。

此外，正因为腹腔项目多，为了测试学生是否都有学到，考试时，老师必须挑大重点考，考题比较不像其他部位的那么刁钻。相对来说，学生在学习腹腔解剖时的压力，也会比较轻一点。

比较痛苦的是，这两周的实验课，大概是整个大体解剖课程中，最"有味道"的一个阶段。慈济大学采用的防腐方式，都是将防腐剂直接打到大体老师血管，比起传统浸泡的方式，气味已经轻微太多，但即使如此，仍然会有味道。在人体各部位解剖中，味道最浓烈的就是胸腔跟腹腔，因为这两个地方都是密闭空间，一打开来，闷在里面的福尔马林味道会迅速逸散到空气中，从而对眼睛、鼻子的黏膜造成一些刺激。而腹腔里的脏器因为布满血管，加上会吸附气味的脂肪又超多，所以味道又比胸腔更呛。解剖腹腔的那两周，经常看到学生解剖得涕泗纵横，实在是怪可怜的。

不过若排除这一点，解剖腹腔对学生来说，其实是比较有趣的，一方面比较熟悉，另一方面很多人体的疾病都是发生在腹腔，可以跟他们所学的各种知识做比对结合。就我自己的教学经验来看，学生学这部分，都还蛮兴致盎然的。

肝脏：拥有再生能力的神奇器官

上一章我们只讨论到胃肠。在腹腔，还有许多有意思的脏器等待学生探索。

首先是肝脏。这是人体内最大的器官，重量约1.5千克。主要位于右上腹，与胸腔的右肺间隔着薄薄的横膈膜。肝脏上缘大约在第五肋间的位置，通常比一般人想象的还高，前后有右肋骨围成的胸廓保护，而肝脏由右一路延伸到左肋骨下部。显微镜下的肝组织是由许许多多六角形的单位紧密排列而成的，这些六角形的组织称为肝小叶。肝小叶正中为肝静脉的分支；肝小叶周围有小叶间动脉，将营养与氧气送到肝细胞。

经过福尔马林固定后，健康的和有疾病的肝脏，颜色没有太大差别，外观都是暗红色；差别只是癌症肿瘤所在的地方会比较偏白或偏黄。

不过，有肝癌的大体老师，肝脏尺寸明显比其他大体老师的大上许多，甚至可能比正常尺寸大 1.5 倍以上，大到很难移出体腔，上面还有一球一球的结节。在课堂上，无论解剖什么区域，我们都要求学生养成习惯，尽可能做最小的破坏，没有必要就不做过度的切割。所以遇到这种情况，学生操作起来就特别辛苦，有时连手都很难伸进去，得加倍花工夫才能移出肝脏。

至于有脂肪肝的肝脏，在解剖台上倒不见得可以明显分辨。由于俗称为"肝包油"，民众可能以为，脂肪肝就是肝脏周围包覆一层脂肪，但其实并非如此。脂肪肝是肝脏细胞里有很多脂肪，那些过多的脂肪以油滴的形式存在肝脏细胞里，这些细胞因为密度跟其他组织或体液不同，所以才能通过超音波检查出来。

移出肝脏后，会先让学生认识肝脏的分叶。根据血管在肝脏内的分布情况，可将肝脏分为多个分叶，临床上甚至会细分到八个肝节。但我们大体解剖课上，主要是分四个叶来观察。

从肝脏的正面观察，可以很清楚地将其分为左、右叶；右叶比左叶大，两叶间以镰状韧带相隔。这个构造下缘圆索状的韧带为肝圆韧带，在胎儿时期是脐静脉，将妈妈体内含氧丰富的血送到胎儿体内，出生后就退化成韧带。翻到肝脏后下方，可以观察到呈 H 形的裂隙，右直竖由下腔静脉和下方的胆囊构成，左直竖由向后延伸的肝圆韧带和肝静脉韧带构成，中间一横则是血管进出的肝门。借由这个 H 形，可以很清楚地将肝脏分为四叶，两直竖左右各为左叶与右叶，H 所围的上下两区则分别为方叶与尾状叶。

人体的肝脏是一个非常神奇的器官，它是有强大再生能力的。曾有媒体报道，有位父亲肝硬化合并肝癌，若要活命，除了换肝别无选择。四个孝顺的儿子知道后，抢着捐肝救父，最后经由抽签决定让老三捐肝。历经十二个小时的手术，儿子捐出三分之二的肝脏给父亲，保住了父亲的性命。新闻照片上，术后的父子两人拉开上衣，露出长长的手术刀疤，令人印象深刻。

之所以可以把肝脏的一部分捐给另一人，那是因为肝细胞是一种特化的上皮细胞，它是有再生能力的，所以有些肝脏疾病很严重的患者，可以经由活体肝脏移植手术重获生机。手术后，经过一段时间，肝脏的体积有机会恢复到原先的90%以上。不过，所谓的肝脏再生，并不是指切除左肝或右肝以后，若干时间后会长回一副完整的肝脏，而是剩余的部分经由细胞分裂增加细胞数目或代偿而体积变大。

胆结石与内视镜

肝脏有点像是一座人体里的化学工厂，负责营养素的代谢与储藏、制造胆汁、解毒、分解红细胞等。其中制造消化所需的胆汁是肝脏的重要功能之一。胆汁由肝小叶间胆管收集，再储存在胆囊中。

胆囊是位于肝脏内脏面的梨状组织，长约8厘米到10厘米，宽约2厘米到4厘米。很多人以为胆汁是胆囊制造的，但胆囊其实只负责浓缩跟储存胆汁，再将其释放到十二指肠，辅助消化作用进行。胆结石形成的原因很多，通常当胆汁中胆固醇过于饱和时，可能就会造成胆汁过于黏稠，甚至形成结晶变成胆结石。当胆结石大到压迫胆囊造成发炎，就会引起疼痛，若无法以药物治疗，就得倚靠外科手术切除胆囊。

我妈妈多年前也罹患过胆结石，胆石大到都把胆囊塞满了。医生认为要切除胆囊才能解决这个问题。妈妈知道要开刀以后，非常害怕。许多年前，我大舅因为肝病做过手术，手术后在肚子上留下了触目惊心的奔驰车标志形伤口。她到医院探视大舅时看过这伤口，十分惊骇。

因为胆囊的位置是被肝脏盖住的，所以我妈妈很担心她也得在肚子上开一道长口子，才能取出胆结石，手术后不知道有多痛呢。但她的担心其实是多余的。早期胆结石手术采用开腹手术，伤口确实颇大，得在右上腹切开大概15厘米的切口以进行手术。但近年来，胆结石手术多半都采用内视镜微创手术，只会开三四个小伤口，疼痛度大幅减轻，术后恢复也很快。

微创手术已经成为一种趋势。我们学校模拟医学中心为了让学生熟悉这项手术，采购了内视镜训练箱供他们练习。不只在校学生可以申请，校友也可以来练习。

这组设备包含钳子、剪刀等各种精密小型工具，前端有针孔摄像头。学生必须学习双眼注视着荧幕，操作超过30厘米长的器具，训练难度有分级，内容五花八门。例如，操作机械钳子夹取特定颜色的BB弹，有时BB弹下方还会铺上一层洋菜胶，学生必须在不弄破这层脆弱的洋菜胶的前提下，成功夹取BB弹才算"过关"；此外还有操作钳子来剥葡萄皮，或是剪裁海绵，练习切割及抓取等训练项目。这听起来好像有点像是游戏，但做起来可是相当有挑战性。所有训练都是为了让学生习惯看着荧幕开刀，把内视镜器械变成自己手部的延伸。

外科是一门很讲究"手技"的学问，要胆大、心细、手稳，才能在分秒必争的情况下，冷静且迅速地做出正确判断，并能精准处理病灶。这是一件很难的事情，必须通过反复练习，才能使技艺臻至纯熟。虽然这门课不算学分，但系方真的很希望学生能多花时间来磨炼技术，成为德术兼备的良医。

话说我妈妈那次通过内视镜手术取出的胆石，竟然有一颗橄榄这么大。术后我打趣说："你要是不肯取出来，以后你过世火化完，应该可以捡出很大颗的舍利子吧？"

我妈妈摘除胆囊后，很快就恢复健康了。因为胆囊基本上是个储存胆汁的"容器"，切除胆囊以后，胆汁还是会从肝脏制造，只是没办法储存，因此对于高脂肪的食物，会比较难以消化。成为"无胆之人"的妈妈，必须要清淡饮食，但除此之外，日常生活并没有受太大的影响。

谈到胆，倒是让我想起一些以前做实验时的发现。不知道为什么，中文会以胆的大小来譬喻勇气的多寡，不是有个成语叫作"胆小如鼠"吗？但真的要追究起来，其实很多老鼠是连胆都没有的。像是做实验用的大鼠（rat），就是生来无胆的；倒是体型较小的小鼠（mouse），才是"有胆"之物。只是老鼠的胆，还真是蛮小的。

"内外兼具"的腰尺

除了肝、胆，在解剖后腹壁以前，要观察的器官还有胰脏与脾脏。

胰脏跟肾脏一样，都是腹膜后的器官，但是由于胃、十二指肠、胰脏和脾脏的血液供应来自同一条大血管，因此跟着腹腔的消化器官一起移出。胰脏与十二指肠距离很近，头端靠着十二指肠，尾端则靠着脾脏。基于这种相邻的"地缘关系"及前述血管的分布，之前在做十二指肠解剖时，就会连同这两个内脏一起观察。

胰脏位于胃的后方，胰脏头正好位于十二指肠 C 字的中空处，横越后腹壁延伸至左侧的脾脏处。胰脏的外观呈现淡黄色，形状有一点像是一把长钩或长尺，闽南语说的"腰尺"，就是指这个器官。

胰脏的特别之处在于，它"内外兼具"——同时是内分泌器官与外分泌器官。内分泌和外分泌怎么区别呢？简单说，前者是通过血液与分布在全身的血管，来运送特定的荷尔蒙；而后者则是通过专属管道来运送特定的分泌物。胰脏作为内分泌器官，会分泌胰岛素跟升糖素进入血液循环系统，用以平衡血糖；作为外分泌器官，则会通过胰管，将胰液注入十二指肠以帮助消化食物。

脾，其实不是消化器官

在胰脏尾巴处，则有脾脏。它是一个大约 7 厘米乘 12 厘米大的器官，位于人体左上腹的第九到第十一肋骨之间，外观有点偏暗红色，微具三角形，其中一端是凸起的，贴在横膈膜的下方；另一端则稍微粗糙，有血管进出。

传统中医认为气血由"脾胃"转化食物而成，因此可能许多民众会以为脾脏也是一种消化器官。但就脾脏在人体内的功能而言，它其实并不是消化器官，而是免疫器官，而且是我们体内最大的免疫器官，也具有过滤血液及储血的功能。

因为脾脏血管相当丰富且外膜脆弱，所以一旦受到巨大冲击，例如车祸，导致脾脏破裂，就会引起大量血液流入腹腔；如果情况严重，可能就得通过手术修补或切除。

后腹壁探索

把腹腔大部分脏器移出以后，工作只完成了一半，还有位于肠胃道后方的后腹壁需要解剖。

在解剖后腹壁时，我们会要求学生先找到横膈膜。横膈膜是骨骼肌，我们呼吸时可以有意识地控制它的升降，它跟肝脏之间有韧带连在一起。为了让学生印象更深刻，我会问他们："你们在小吃摊有没有点过肝连肉？那个部位就是横膈膜。"

多数脏器移出以后，可以看到后腹壁上留下许多主要血管，最明显的就是腹主动脉与下腔静脉。这两条血管很容易找，它们就躺在大体老师的胸椎和腰椎上，管径简直与一般家用黄色水管一样粗——当然，管壁明显比家用水管薄太多了——非常容易辨识。跟全身其他处血管一样，腹主动脉在质感上比较有弹性，下腔静脉则比较塌陷一点。

心脏打出来的血液，从胸腔通过横膈的动脉裂孔以后，就进入到腹主动脉。腹主动脉有很多大型分支动脉，供应腹部器官血液。这是一条非常重要的血管。如果腹部受到严重撞击，或是长了直径太大的动脉瘤，导致大血管破裂出血，后果将会十分严重。而下腔静脉，则是将横膈膜以下所有构造的血液带回右心房的血管。

腹主动脉实在很粗，找到它易如反掌，真正要花心思的是：找到它所有的重要分支，像是供应胃、肝、脾等的腹腔干，肾动脉，女性的卵巢动脉与男性的睾丸动脉，以及肠系膜上动脉与肠系膜下动脉……

我们在实验室之所以会一直不厌其烦，叮嘱学生在移出各种脏器时都要如履薄冰，就是因为如果一不注意，就会影响之后的观察。倘若他们能遵照指示小心翼翼操作，就能顺利追踪到供应血管。

肾脏：人体的过滤器

后腹壁最重要的器官就是肾脏。它们的外形酷似蚕豆，高度位于第十二胸椎到第三腰椎之间。两个肾的位置并不完全对称，右肾因为上方有肝脏，所以位置会比左肾低一些。

曾在网络上读过一个耸人听闻的都市传说。一个美国大学生参加了某场庆祝会，喝了许多酒，还使用了某些药物。一阵狂欢后，他不省人事。等到他醒来，发现自己躺在一个满是冰块的浴缸里，胸口用口红写着："打给911，否则你会死！"他一照镜子，发现自己背部下方有两道伤口，原来他的肾脏被偷了！文末警告此一新型犯罪正在发生，常挑旅行者下手，请务必提高警觉云云。

虽然这则都市传说言之凿凿，但我读完只觉得这真是太鬼扯。肾脏位于后腹壁，而且有一部分被肋骨盖住，此外，还与腹主动脉相连。要将肾脏取出，可是不小的工程。要在一个没有专业医疗设备的地方快狠准地取出肾脏，而且那个倒霉的受害者还能活着醒来、行走无碍到镜子前惊恐地看到背后的伤口，敢情这取肾者是"怪医黑杰克"来着？而且，偷肾若是为了移植，事前还得经过精细的配对，又不是换水龙头，拆了就可以换。不过由于这个传说实在讲得太逼真，还真的吓坏不少人。

言归正传，回到我们的解剖台。找到肾脏后，我们一样会仔细观察外观及内部构造。肾脏被包裹在一层筋膜里，要剪开才能观察到里面的器官。因为有些大体老师的肾脏有结节、囊肿或肿瘤，比较不利于观察，所以我们会要求学生挑选一个相对较完好的肾脏对切，观察里面的构造。

肾脏的外层称为肾皮质，中间则是肾髓质。肾皮质的延伸，会将髓质区分为好几个三角形的肾锥体，锥体尖端被肾小盏包住，各个肾小盏会合并为肾大盏。肾小盏是漏斗状的构造，我们可以把这些肾小盏想象成一些搜集尿液的小杯子，之后，这些尿液会被"倒"到更大的杯子里，然后才会接到肾盂，经由输尿管送到膀胱。

肾脏是人体的过滤器，每颗肾脏都由上百万个肾元组成，每个肾元都包含一个肾小体与延伸出来的肾小管。

这些小单位都很细微，不是肉眼看得见的。所以我们大体解剖课上到肾脏的这一周，会在组织学课堂上观察肾脏切片，让学生了解由肾丝球与鲍氏囊构成的肾小体、肾小管等更小单元的组织。

在显微镜下，可以看见肾丝球的样子，长得就像是一团毛线球。它其实就是缠绕成球状的微血管，血液在此被过滤到鲍氏囊，送到肾小管去。过滤液中有用的东西会再被吸收进血管留下，废物则留在肾小管中，最后成为尿液排出体外。我们体检报告里的"肾丝球过滤率"，指的是一定时间内，肾丝球能够过滤的血液量。肾丝球过滤率会随着老化而自然下滑，不过若是身体健康，正常老化的肾脏仍足以应付身体所需。

但如果肾脏组织因受伤或疾病坏死太多，导致肾丝球过滤率过低，就叫作肾衰竭。当肾丝球过滤率低到某种程度，肾脏已经失去过滤功能，就必须采用肾脏替代疗法，例如，血液透析、腹膜透析，甚至是换肾。血液透析就是民间俗称的"洗肾"，即将血液抽出体外，经由血液透析机（也就是人工肾脏）将废物过滤，再把净化过的血液输回体内。而腹膜透析俗称"洗肚子"，即把透析液注入腹腔，经由有丰富微血管分布的腹膜代谢废物后，再引流出来。

洗肾是相当花时间的。一般来说，每周须做三次治疗，每一次时间就长达四小时，必须全程躺在床上进行；而腹膜透析每次需要三十分钟，但是一天要做四五次，好处是在这之间，病人可以自由活动做自己的事。但无论如何，都是相当麻烦的事。因此，很多肾脏病人都想要换肾，希望能一劳永逸。

其实，人体就算只剩一颗肾脏，也是足以正常运作的，到必须采用肾脏替代疗法的地步，通常是两颗肾脏都已经不堪使用了。到目前为止，我们还没有解剖过换过肾或只有单颗肾的大体老师，不过，曾看过有些大体老师两颗肾脏的大小差很多，其中一颗功能可能已经受损，但另一颗仍能正常工作。除非有经过检查，否则大体老师本人很有可能到临终前，都没有意识到自己的某侧肾脏出了问题。

除了肾脏，我们也要观察肾上腺。肾上腺是位于肾脏上缘的黄色组织，它是人体的内分泌腺体，因为颜色偏黄，有些学生会误以为是脂肪，但只要细心观察，就可以发现这"坨"像脂肪的构造其实较硬，而且有丰富的血液供应，主要的三对血管中，还有一对是来自腹主动脉。虽然这三对血管只有原子笔芯这么细，但仍能辨识。

"管很宽"的腰神经丛

在这个阶段，还有一个挑战，那就是要找出腰神经丛。我们会要求学生上溯这些神经的来源，并追踪它们要去的所在。

人体的腰椎有五节。我们要找由第一节腰椎到第四节腰椎两侧钻出并汇集的神经，这就是腰神经丛。腰椎下方的组织叫作荐椎，从荐椎钻出的神经名为荐椎神经，其与第四、第五腰椎神经，汇集成荐神经丛。这当中最粗的一条神经，就是大家耳熟能详的"坐骨神经"，不过，这要到解剖下肢时才看得到。

腰神经丛中有一部分神经分布在下腹壁，沿着人体腰椎两侧分布到前腹壁的肌肉，钻进腹壁的肌肉之间，最后会进到皮下，负责"管辖"它们沿路走过部位的肌肉收缩及皮肤感觉。而另一部分，则会延伸到下肢。

腰神经丛中不只有感觉神经，也有感觉运动神经。比如说，腰神经丛的分支之一股神经，不但负责大腿前侧和小腿内侧皮肤的感觉，也可以控制大腿前侧的股四头肌，像是使股四头肌收缩做出膝盖打直的动作。而闭孔神经则是走在大腿内侧，除了负责大腿内侧皮肤感觉以外，还可以控制闭孔外肌和大腿内侧的内收肌群。我们从稍息变成立正这个动作的肌肉运动，就是闭孔神经负责的。

在后腹壁这部分还有一个困难的地方，那就是找出神经节。神经节是神经细胞丛集的节状构造，直径大约

0.5厘米到1厘米，形状呈椭圆形。之所以难以辨识，是因为此处同时布满大小相仿的淋巴结，而且神经节跟淋巴结长得很像，只是淋巴结比较软，因此需要花些时间仔细判断。

淋巴排毒？排到哪儿去？

淋巴系统在腹腔里相当发达，尤其在腰椎两侧，更是星罗棋布。它也是腹腔解剖要观察的重点之一。

有时候收到坊间美容SPA的传单，每次看到上面标榜特殊按摩手技或"理疗"可以"帮助淋巴排毒"，我都有点丈二和尚摸不着头脑。就人体运作的事实而言，淋巴液就是组织液，最后就是流入静脉系统，所谓的"毒"，到底是怎么通过按摩来被淋巴"排出"呢？

在人体里，淋巴系统的功能之一是回收过多的组织液。比如说，当人们烫到或受伤时，白细胞会释放一些发炎因子，以吸引更多白细胞靠过来清除或修补病灶，但如此很容易会造成局部组织液堆积，所以我们受伤的部位经常会肿起来。

这些过多的组织液，有一部分就靠淋巴循环处理。淋巴管很薄，组织液很容易渗透进入管腔，再回流到静脉系统。若组织间囤积了太多液体，多到淋巴系统无法处理，就可能造成问题——腹水就是体液积聚超过正常量，而血液和淋巴循环又无力处理所致。除了回收组织液，淋巴系统还具有很重要的免疫功能。人体白细胞的成熟，有一部分就是在淋巴结中完成的，而淋巴结里有 T 淋巴细胞和产生抗体的 B 淋巴细胞，可以帮助身体抵御外敌。

在腹腔中，乳糜池是一个比较大的淋巴汇集处。"乳糜"这个名称听起来感觉像是某种消化系统，但它完全不是。这个囊状组织会搜集来自各淋巴干的组织液，来自小肠的淋巴液因富含三酸甘油酯和乳糜微粒而呈乳白色。汇集后的淋巴液接着会注入胸管，最后被送到静脉系统（通常是注入左锁骨下静脉）。

经过了这两周被福尔马林呛到眼泪鼻涕齐流、"可歌可泣"的实验课，解剖出所有脏器，也追踪到相关的血管、神经，以及淋巴管和淋巴结以后，腹腔的课程算是告一段落。接下来，就要进入生命的基地——骨盆腔。

男女大不同：

生殖系统解剖

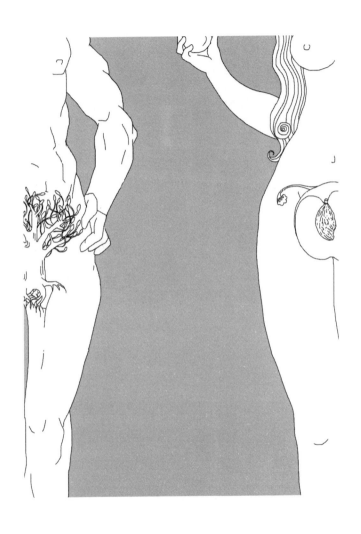

医学系大三的课很重，学生辛苦，老师的负担也重。我在怀我女儿的时候，还是照常教大体解剖，一个星期有好几天，得在实验室站四到八个小时。不知道是不是在母腹中或襁褓中习惯了，我女儿长大以后，竟然觉得一般人避之唯恐不及的福尔马林味道"很香"。想来是在我身上闻多了，觉得这味道挺有亲切感。

　　记得我女儿出生那一天，我生下她以后，人还在产台上，医生突然问我："咦，何老师，你不是有教胚胎学吗？那你要不要把你的胎盘带回去给你的学生观察？"

　　我一听，大喜过望说："真的可以吗？"

　　"可以啊，不然我们也只是当医疗废弃物处理。"

　　"那太好了，我要带走！"教学这么多年，讲到胎盘什么的，都只能纸上谈兵；若能让学生亲眼看到实物，对他们的学习想必会有不少助益。

"那你叫你先生来拿。"

明明才刚分娩完，但想到有这么理想的"教具"可用，我整个教学魂就熊熊燃烧，也不顾生产疲惫，立刻请来陪产的先生（他也是学校老师）先回实验室拿福尔马林，把胎盘保存起来再说。

实验室的大体老师们可以"教"学生领会许多人体奥秘，但唯有"胎盘"这部分没办法。所以我若有办法"自行提供"，真的再好不过。

从那一天开始，我的胎盘就在实验室里奉献了好多年。我还跟学生开玩笑："你们看，我们这些'活老师'连教具都要自己生。"

其实，不只对学生，对我自己来说，也是一个很好的观察机会。在那之前，我也没有仔细看过人类的胎盘。

传统中药中有一味药叫作"紫河车"，指的就是人类的胎盘。因为有很多血液滞留在血管里，就颜色上，确实是带紫色没错。形状呈圆盘状，直径大概有 15 厘米，厚度有两三厘米，重量达五六百克。学生看到胎盘的第一眼，反应都是："哇，怎么这么大？"他们想象的胎盘大概只有个小酱油碟那般大，谁知竟然还是个货真价实的"盘"。

与胎盘相接的脐带，约指头粗细，其中有三条血管，分别是两条脐动脉跟一条脐静脉，被保护在一层极有弹性的结缔组织中，有弹性到即使经过福尔马林固定，摸起来仍弹性十足，有学生还形容说摸起来很像蒟蒻。

我的胎盘大概在实验室里奉献了六七年，直到"不堪使用"为止。为了让之后的学生仍有胎盘可以观察，在得知一位大学同学即将分娩时，便连忙联络问她："嗯，那个……你生完小孩，胎盘可不可以送给我？"

一般闺蜜之间，应该不会出现这种奇怪的对话吧？但我同学知道我在医学系教解剖及胚胎学，很干脆就答应了。生完小孩以后她请同事帮忙，把胎盘放入福尔马林固定，之后放在我寄过去的密封保鲜盒里，常温条件下快递给了我。

我那个同学也是医生，不过，她对于处理自己的"组织"似乎还是有点心理障碍。她告诉我，她匆匆处理完就赶紧寄给我，一点也不想仔细观察，完全不像我这么"乐在其中"。嗯，或许我天生就要从事解剖这个行业吧？我不但不排斥，甚至还蛮喜欢胎盘脐带摸起来那"啾啾啾"充满弹性的"质感"。我们教解剖学的老师们，真的都很希望尽可能展示所有人体奥秘给学生看，能够获得"继任"的胎盘，实在是太好了。

"宜男之相"有没有道理？

不过，除了胎盘这个"教具"得由"活老师"自己生以外，绝大部分解剖所需，大体老师都可以包办。

结束腹腔的课程以后，进度来到骨盆腔。这是两个髋骨跟荐椎围起来的空间，往上通往腹腔，往下则是会阴，周围都是骨头，形状像是一个脸盆，所以叫作骨盆腔。

因为女性负有怀孕以及分娩大任，男女两性的骨盆形状差别颇多。

骨盆朝前方的两块骨头叫作耻骨。这两块骨头的连接处叫作耻骨联合，它与左右两侧的耻骨下支会形成一个倒 V 形的耻骨角。男性的耻骨角通常是小于九十度的锐角，而女性的耻骨角通常是大于九十度的钝角。[1]女性的骨盆入口呈较大的卵圆形，而男性的则呈较小的心形。整体而言，女性骨盆明显较男性宽，以利于分娩时胎儿通过。

古代挑媳妇讲究"宜男之相"，认为屁股大的女人比较"会生男孩"。从解剖学的观点来看，这种说法倒也不是完全没有根据。虽然屁股大未必能提高怀孕或生男孩的概率，但宽骨盆对于降低难产风险，倒是有一定帮助。

***

[1] 另有不同资料来源显示，男性的耻骨角约 50−60 度，而女性的耻骨角约 70−90 度。

女性分娩时胎儿要经过产道，产道在生产时会扩张，但大小仍受到骨盆下方空间的限制，如果骨盆很狭窄，胎儿就会很难通过；相反，就比较不会有难产的问题。精确一点来说，与其说大屁股是"宜男之相"，倒不如说是"顺产之相"。

外显的男性生殖器官

相对女性而言，男性骨盆里的器官要简单许多，主要就是泌尿系统的膀胱、输尿管及生殖系统的输精管、前列腺、贮精囊。

膀胱位于耻骨之后，功能是储存尿液，具有能收缩的肌肉组织及随着尿液多少而改变形状的上皮。输尿管斜穿过膀胱壁，可防止尿液倒流回肾脏。膀胱下方则是前列腺，又称为摄护腺，直径约3厘米，大概像一颗栗子这么大，包围在尿道周围。

前列腺是一个特别的器官。人体器官通常会随着老化而渐渐萎缩，但前列腺的细胞在老年男性身上反而常会增生。前列腺肥大的男性，经常会有尿频、小便无力、有尿意却无法畅所欲"尿"的困扰。闽南语有一句比较俚俗的谚语："少年喷过山，老年滴脚盘"，形容得实在很传神。而之所以会从"喷过山"变成"滴脚盘"，就是因为前列腺刚好就包在尿道周围，一旦增生的组织挤压到尿道，就会造成上述困扰。

我们会让学生从肛门把手指伸进直肠去触摸前列腺，以练习指诊。有经验的医生能够靠指诊，判断前列腺是否有肿大。不过，因为大体老师都经过福尔马林固定，组织会比较硬，所以对学生来说，判读难度提高不少。

至于贮精囊，它们是位于膀胱后壁上的囊状器官。仅看字面，可能会以为贮精囊是用来贮存精子的，但其实贮存精子的地方是附睾，不是贮精囊。早期可能是在显微镜下看到贮精囊里有精子，误以为它们是贮存精子的器官，才会这么命名。事实上，贮精囊是分泌腺，负责制造精子所需的营养物质，其分泌的液体也会成为精液的一部分，但它们并不用来贮精，这名称完全是个误会。

有别于女性的重要生殖器官都深藏在骨盆中，男性主要的生殖器官包括阴茎、阴囊等都裸露于外。在解剖时，我们会割开阴囊处的皮肤，以观察里面的睾丸、附睾以及精索下段。

之后，我们还会剖开睾丸观察。睾丸是制造精子跟男性荷尔蒙的器官，形状是椭圆球状。可能是因为某种莫名的"投射"，课堂上有些男学生对于要划刀解剖睾丸，竟然产生心理障碍，感觉好像很痛似的，所以这部分经常由女学生操刀。这种微妙心理，还真不是我们女性可以理解的。

精子的长征之路

剖开睾丸来看，可以看到内部有密密麻麻的曲细精管，精子在这里制造完成以后，会顺着管腔被送到位于睾丸背侧的附睾,这个器官才是货真价实的贮存精子的地方。它是一条卷曲的长索状器官,若把它拉直,长度有好几米长。附睾分为头、体、尾三个部分,精子在这里历经约 12 天后逐渐成熟,获得游向卵子的行动力,算是精子们的集训中心。之后精子要不在此老死,要不就会被送到输精管。

输精管被层层包覆保护在精索的结缔组织之内。精索大概有手指头这么粗,从外而内分别是精索外筋膜、提睾肌筋膜、精索内筋膜。精索内还含有血管、淋巴管及神经,我们会要求学生去捏捏看,用手感受里面有一条特别坚韧的构造,那就是输精管。我们上组织学的课程时,在显微镜下看输精管横切面玻片,可以看到输精管管壁有三层平滑肌,是肌肉质非常发达的构造,所以才会摸起来与血管这么不同。

因此临床上男性做结扎,只是个单纯的门诊手术。有经验的医生只要在阴囊皮肤上切个开口,找到精索以后,摸到最硬的那根便是输精管,将其挑出来剪断打结或是电烧就大功告成，伤口不大，也不需要住院。相对于女性结扎，要划开肚子做输卵管手术，可是简单太多了。

曾有男学生问："结扎之后，会影响性功能吗？"我实在是又好气又好笑。一般人这样问也就罢了，医学生还这样问，那不等于是白学了吗？男性结扎只是把精子出来的那条路封了，睾丸所制造的雄性激素是内分泌，那是经由血液来传输的，根本不会被结扎所影响；而且，结扎之后也还是可以射精，贮精囊、前列腺分泌的液体仍会形成精液，只是里面没有精子，所以不会让女性怀孕。

由附睾所储存的精子，老化以后会直接在附睾代谢掉。事实上，就算不结扎，如果没有性交的话，那些精子也是只有老死一途。而就算有机会在天时地利人和的情况下出来，这批大军也是"一将功成万骨枯"，只有拔得头筹进入卵子的那只精子有机会使卵子受精，其他的则全军覆没。

对精子来说，接触到卵子，完成传宗接代大任，那可是一条艰辛的长征之路。精索会在腹股沟处钻进腹壁，精子从输精管一路走，走到膀胱后面，再走到前列腺里面的尿道（所以前列腺肥大，是会影响性功能的），最终会经过阴茎尿道，由阴茎排出。若从附睾处开始计算，以精子的大小，经过这一段路，再进入女性生殖道到输卵管，换算起来，差不多是半程马拉松的距离。所以，每只能够成功达阵的精子，可都是个中健将兼超级幸运儿。

深藏不露的女性生殖器官

女性的生殖器官如卵巢、输卵管、子宫、阴道等，都藏在骨盆腔中。

学生解剖到这部分，大多都很惊讶："啊？卵巢怎么这么小？""子宫怎么这么小？这样怎么塞得进一个宝宝？"在他们想象中，这些器官应该会很大，没想到实际解剖后竟然发现如此袖珍。

卵巢是卵子发育成熟的地方，位于骨盆入口下方的骨盆腔侧壁。从骨盆腔侧壁延伸至子宫的片状腹膜，称为阔韧带。卵巢就悬挂在这片阔韧带的后方，长约 3 厘米，宽约 2 厘米，差不多有一颗杏仁大小。

而子宫则位于骨盆腔中心，外形像是一颗倒置的西洋梨，两侧有输卵管。子宫本体长约 7 厘米到 10 厘米，宽约 5 厘米，比女性的拳头还小。它是一个肌肉层很发达的中空器官，分为三层，最靠近腔室的是由上皮组织跟结缔组织构成的子宫内膜，中间是由厚实平滑肌构成的子宫肌膜，最外层则是子宫外膜。子宫在怀孕时期的改变是非常巨大的，借着平滑肌细胞数目增加及体积变大（想想，光是胎盘的直径可就有 15 厘米），可以撑得很大，生完孩子以后，又会收缩回小小的样子。

常见的妇科病子宫肌瘤，就是子宫里的平滑肌增生，通常会有很清楚的边界，里面的组织也是肌肉组织，大部分为良性，不会造成什么大碍。比较麻烦的毛病是子宫内膜异位，简单说就是原本应该在子宫内膜的组织，跑到其他部位去了。随着每月的月经来潮，这些异位的内膜组织也会跟着起变化，若它们和经血堆积在卵巢，就会形成巧克力囊肿。除了附着在卵巢，内膜组织也有可能会跑到腹膜、输卵管、肠壁、膀胱壁、大小肠或肺脏，甚至还有跑到鼻腔的个案，造成月经来时就会流鼻血，是个相当令人困扰的疾病。

子宫内膜是个"设计"非常独特的构造。通常人体流血时，会有血小板帮助凝血以避免大出血，可是经血并没有这个机制。但是女人来月经时，也并不会因此严重大失血。

子宫内膜的血液供应是很特殊的。在经期来之前，供应子宫内膜的螺旋动脉运作如一般血管，可是若排出的卵子没有受精，体内雌激素因此下降，就会刺激这些螺旋动脉管壁的平滑肌收缩，造成血管闭合。在血管下游的子宫内膜因为无法继续接收到血液，就会因缺氧而细胞坏死。虽然经血没有凝血机制，但因为血管已经闭合了，所以也不会造成严重出血。

不过子宫内膜也不会剥落殆尽，它大概会从五六毫米，降到一毫米。这些留下来的内膜，有另一条血管供应，并不会缺氧坏死剥落。等到卵巢有新的一批卵子在滤泡成熟，子宫内膜又会重建新的组织及新生的血管，如此循环。

除了卵巢与子宫，还要观察输卵管。输卵管从子宫上端向骨盆侧壁发出，走在阔韧带上缘，长度约10厘米。最外侧的部分是喇叭状的"漏斗部"，覆盖在卵巢之上，有指状凸起，就像是个棒球捕手手套。当有卵子从卵巢排出，就会被抓进这个"手套"中。接下来的部分是"壶腹"，这是输卵管最宽的地方，正常来说，也是受精发生的位置。

"壶腹"之后会经过输卵管最狭窄的部分"峡部"，最后会接到子宫上面。输卵管上皮中有一种纤毛细胞，纤毛的摆动会把卵子往子宫的方向运送，如果卵子受精，通常着床位置会在子宫后上方。

着床位置在子宫后上方的好处是，这边的子宫内膜是周期性剥落，螺旋动脉会闭锁，所以当小孩分娩出来后，正常情况不会有太大量的出血。但如果胚胎着床位置太低，导致胎盘很靠近子宫颈——临床上称胎盘前置——由于子宫颈的内膜在月经周期是不剥落的，血管也不闭锁，就有可能会在分娩时导致大出血。

　　如果着床位置在输卵管，那也很不妙。子宫的平滑肌可以随着胎儿发育而增生及变大，但输卵管是没办法的，加上上皮组织也与子宫内膜组织不同，容易有大出血的情形发生。这些着床位置不对的情况，就是所谓的宫外孕。

男性尿道是女性的四五倍长

　　骨盆腔里的器官除了生殖器官以外，还有泌尿器官。最明显的当然就是膀胱，它是骨盆腔最前面的器官。男性与女性的膀胱并没有明显差异，按理说，储存量应该差不多。不过，女性似乎比男性容易内急，这是为什么呢？

原因之一是女性膀胱受到后方子宫压迫，空间较小，而且女性的尿道括约肌也没有男性的发达，因此容易产生尿意。

另外，虽然男女的膀胱容量差不多，不过尿道长度却有明显差别，男性尿道长度可是女性的四五倍。男性尿道全长约16厘米到20厘米，从膀胱基部穿过前列腺，通过整个阴茎，中间还转了两次弯。这条道路具有双重功能，既是排精的管道，也是排尿的管道；而女性的尿道仅有约4厘米，曲度很小，从膀胱往下穿过骨盆底板以后，就直达会阴部。而且，正因为女性尿道长度很短，所以女性也比男性更容易感染尿道炎或膀胱炎。

老师，我一定把胎盘留给你

在骨盆腔这部分最重要的神经，就是荐神经丛。

人体的脊椎包括七节颈椎、十二节胸椎、五节腰椎、五节融合在一起的荐椎以及四节融合在一起的尾椎，每节脊椎两侧皆有由脊髓发出的脊神经钻出。其中，由荐椎发出的四对荐神经，以及第四、第五腰椎神经分支所联合构成的神经丛，就叫作荐神经丛。荐神经丛的分支，除了包含支配骨盆腔与会阴部位的感觉、运动神经以外，也包含了许多支配下肢的分支，例如，坐骨神经、腓总神经等。这部分的内容，我们到下一章会再进一步说明。

至于骨盆腔的血管供应，腹主动脉到骨盆腔上方时，分出髂总动脉，髂总动脉再分为呈倒 Y 字形的内外两分支。髂内动脉各分支会供应骨盆腔大部分脏器，髂外动脉则会进入下肢变成股动脉；若是男性，髂内动脉还会有分支到达前列腺跟膀胱。人体绝大多数的动脉分支，都有相伴的同名静脉，例如，此处还会观察髂内静脉、髂外静脉等。

值得一提的是，髂内动脉的各分支中，包括两条在成人时期呈闭锁状态的脐动脉。当胎儿在母腹中时，两条脐动脉与进入胎儿肝脏的脐静脉会形成一束像绳子一样的构造，外层有胶状物质保护。这个构造就是脐带，用以连接胎盘，获取营养与氧气。

说到脐带连接的胎盘，很多学生都知道当初我曾经自己"生"这个"教具"给大家观察，也知道在我自己的胎盘"功成身退"以后，我还特地去跟我刚生完小孩的老同学"索取"。有个女学生看我这么求"盘"若渴，很热心地承诺："老师，你放心！以后我若要生小孩，一定会把胎盘留给你。"学生开支票热情赞助，还真是让为师感动。若将来能够这么代代接力下去，胎盘这个构造，会成为解剖实验室的某种"薪传"象征也说不定。

男女大不同的骨盆腔解剖，实在是非常有趣。这也是创造新生命的基地，构造精巧而奇妙，令人惊叹。也不只是骨盆腔，人体的奥秘实在迷人，尽管已经教了这么多年，还是觉得每年都有许多新鲜的领受。多么希望这些孩子们也能有同样的感动，如此，大体老师在天之灵，也会感到非常欣慰吧。

孙膑的膝盖与阿基里斯的脚跟：

腿足部解剖

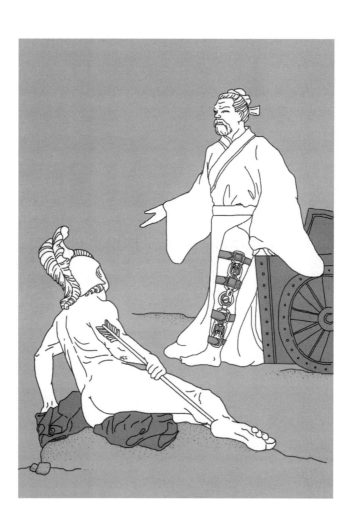

因为教解剖，认识了不少在生活中不常使用，甚至还不知道怎么发音的中文字。虽说我们在课堂上大多都以英文专有名词讲解，但有时候要对非医学系的人解说，还是得用中文。为了避免读错字贻笑大方，我还真的去翻字典，把这些字的正确读音都找了出来。

这类生活中的罕用字，关于下肢部分的还不少，大多数可以"有边读边"。比如说，"腘"这个字就念"国"，意思是膝窝；"髋"读"宽"，指的是骨盆骨。"有边读边"这个原则就算不完全对，通常也是虽不中亦不远矣。比如说，"孖"读"资"，是双胞胎的意思，上孖肌跟下孖肌则是臀部的两块形状、功能相似的肌肉；"髌"读"鬓"，指的是膝盖；"胫"读"竟"，指的是小腿；"腓"读"肥"，指的是腿肚子；"跗"读"夫"，指的是脚背。

但是有些字，还真的不查就可能读错。像是"髂"，它的发音跟"客"差异甚远，读"qià"，是腹部两侧的肠骨；"跖"也不念"石"，要念"直"，指的是脚掌。

一般老百姓在生活中，应该很少会用到这些字，大家只会说："我膝盖怪怪的。"或"我昨天去跑半程马拉松，现在'肌肉酸痛'！"而不会说："我的髂骨好像有点问题。"或"我的腓肠肌十分酸痛。"

不过，我们在医学殿堂中，还是要务求精确，各部位的名称，还是得一一弄清楚。

上肢对比下肢，大同小异

下肢在骨骼构成与区域划分方面，跟上肢是很像的。比如说，上臂的肱骨对应大腿的股骨，前臂的尺骨对应小腿的胫骨，手掌的掌骨对应脚掌的跖骨，手腕的腕骨对应脚踝的跗骨……有人说，既然如此，那就只学一学下肢的名称，不用特别讲了吧？

其实不然，下肢跟上肢虽然有很多相对应处，但还是有一些差异。就拿关节来说吧，上肢连接到躯干的关节是肩关节，下肢连接到骨盆的则是髋关节，这两个关节就差异不小。我们观察构成肩关节的骨头，它由肩胛骨、锁骨、肱骨这三块骨头构成，中间有许多间隙，依靠周围许多韧带来强化结构。正因为它比较"松散"，所以我们上肢的灵活度是远高于下肢的。比如说，我们可以把手臂往前或往后画一大圈，但下肢就不可能做到这个动作，人腿画一整圈儿，大概只在恐怖电影里才会出现吧？

髋关节由股骨头和髋臼构成：股骨头的构造像是一颗球；而髋臼则像它的名称一样，是一个臼一般的凹窝。有别于肩胛骨跟肱骨之间的浅凹窝，髋臼是比较深的，可以让股骨头深深地嵌在里面。这个设计虽然牺牲了一些灵活度，但好处是比较稳定，能承受躯干的重量。肩关节虽然灵活，但若使用不当或使用过度，比较容易脱臼，而一般情况下，髋关节脱臼的概率远远低于肩关节。

髋关节这里比较常听到的问题是骨折。老年人经常有骨质脆弱的问题，特别是停经后的妇女，因为可以抑制骨质流失的雌激素减少，更容易骨质疏松，若是不慎跌倒，经常是大转子（即在大腿连接骨盆处可以摸到的股骨突起）着地，跌倒的冲击力经常会让股骨颈断裂，造成骨折。

虽说难免有一些差异，但大致上来说，上下肢的对应性是颇密切的。读到这里，或许你会以为学生学到这部分，应该是柳暗花明、渐入佳境，可以松口气了吧？但其实，哪有可能这么便宜他们？

虽然到这个阶段，学期已经过了一半，他们对解剖已经比较熟练了，而且下肢肌肉很大块，神经、血管也都比较粗，不像其他部位那样容易弄断，相对应该比较轻松，但是正因为如此，我们的要求也会提高。既然肌肉比较大块，起终点就要追得非常清楚。之前的区域可能比较小，构造又十分细微，在技术上难度实在太高，因此，有些细节仅要求学生能清楚说明，不一定全都要一一解剖出来，但在下肢，我们就会要求他们必须全部都解剖出来。

不是屁股肉多就能乱插针

下肢的解剖，会从臀部开始。跟整个下肢比，臀部解剖的难点在于神经血管比较复杂一些，另外，腿部的肌肉主要是纵向的，但臀部则有很多横向或斜走的肌肉，不只连接了中轴的荐椎和下肢的髋骨及股骨，也控制髋关节的活动。例如，臀中肌、臀小肌这些斜向的肌肉附着在股骨外侧，当肌肉收缩，就可以做出立正变稍息的动作，这个动作我们称作大腿"外展"。

在下肢的神经中，有两个重要的神经丛，就是前面提到的腰神经丛跟荐神经丛。腰神经丛是第一到第四节腰椎神经会合形成的神经丛，荐神经丛是第四、第五节腰椎神经，以及第一到第四节荐椎神经所形成的神经丛。荐神经丛中最粗的一条就是坐骨神经。

比起人体其他神经，坐骨神经真的是很粗，就像拇指一样粗。仔细追踪，可以看到它是由第四、第五节腰椎神经，以及第一到第三节荐椎神经所组成，从臀部梨状肌下方钻出来后，会跨过三块肌肉，分别是长相、功能都很相似的上孖肌跟下孖肌，以及中间夹着的一块闭孔内肌，之后会进入大腿正中线，支配后大腿的肌肉，以及小腿、脚掌、脚背的所有肌肉。

因为屁股肉多，所以许多肌肉注射都会打在这里。但可不能因为肉多就随便乱打，若打的位置不对，打得太靠内侧或太偏臀部下方，就很有可能会打到坐骨神经。比较安全的位置，是臀部外上侧。

坐骨神经痛

学到坐骨神经这部分，学生的兴致都还蛮高的。他们早在进医学系前，就常耳闻亲友街坊谁谁谁有"坐骨神经痛"，久仰这条神经的大名，如今终得亲见。

坐骨神经痛的患者多半都感觉腰部或臀部附近的区域不舒服，有时候连同小腿外侧、脚背也会酸麻胀痛。从解剖学来看，就可以知道为什么会牵连这么远。坐骨神经从臀部出来到膝窝上方时，会分为两条主要神经，一条往外侧发展，叫作腓总神经，掌管小腿前侧、小腿外侧及脚背；一条则直直地走在小腿中间，叫作胫神经，掌管小腿后侧及整个脚掌。而且，坐骨神经不只包含运动神经，也有感觉神经，所以，有时候影响到的不只是肌肉运动，还有皮肤感觉，范围则可能涵盖大腿后侧、整个小腿及脚背、脚掌等，比如说脚掌、小腿等地方刺痒酸麻之类的；坐骨神经痛严重的情况，还可能会有下肢无力等症状。

造成坐骨神经问题的原因很多，有些是因为外力或感染，有些则是因为梨状肌太僵硬，所以挤压到紧邻它的坐骨神经。若只是轻微的梨状肌压迫问题，通常只要通过药物或复健来放松梨状肌，就能缓解症状；但如果是严重的坐骨神经痛，可能就要手术。

比如说，有些情况是坐骨神经由骨盆钻出臀部的地方先天有变异。正常来说，应该要从梨状肌下缘穿出来，但有少数人的坐骨神经会直接穿过梨状肌，从肌肉中间钻出来，然后往大腿方向走。这种状况导致的疼痛就很难靠药物或运动来改善，必须靠手术才能治疗；若是椎间盘突出压迫到神经，也经常需要手术治疗。

坐骨神经支配的范围很广，但并不包括大腿前侧与内侧。我们通常会把大腿分为三个区：前侧、内侧与后侧。前侧主要功能是收缩肌肉让膝盖伸直，支配这里的主要神经是股神经；而大腿内侧的内收肌，主要功能是内收大腿，也就是做稍息变立正这种动作，这里的主要支配神经是闭孔神经。这条神经会经过髋骨前方的两个大洞，大洞上有称为闭孔膜的结缔组织封住，因而其被命名为闭孔神经。这两个区域，就不是坐骨神经的"辖区"。

下肢静脉瓣膜的重要性

关于下肢的血液供应，之前我们在腹腔部分有谈过腹主动脉。这条动脉分出左右髂总动脉后，在骨盆附近又分为髂外动脉跟髂内动脉；其中，髂外动脉过了鼠蹊部，经过腹股沟韧带（也就是大家耳熟能详的"人鱼线"的位置）以后，名称就换了，变成股动脉（同一条，不同名）。

接下来，这条血管会从膝盖上方大腿内侧绕到膝盖后面，到这之后再度更名为腘动脉（腘就是"膝窝"的意思）。腘动脉在小腿上方会先分出一条胫前动脉到小腿前侧，一条胫后动脉走在小腿后侧，并在外侧分出腓动脉。胫后动脉最后会绕进脚掌，供应脚掌所有肌肉。这些来自股动脉的血管构成下肢的主要血液供应者。

人体大部分的静脉都是跟动脉同名伴行，只是血流方向相反，所以我们在课堂上比较不会特别讲静脉，有些图谱甚至为求简化，只画动脉。不过，下肢部分的静脉，倒是蛮有意思的，值得多提几句。

　　和人体其他部位一样，下肢一些大的静脉内是有"瓣膜"的。瓣膜开启是有方向性的，从下肢远端往心脏的方向才会打开，让静脉血只能回到心脏。当血液因为重力往下时，会被瓣膜顶住。此外，腿部肌肉的收缩，也能有效挤压静脉血，帮助这些血液回到心脏。

　　大家一定知道"静脉曲张"这个毛病吧？患者腿部清楚可见青紫色的血管，严重一点的，还会像蚯蚓一般浮凸上来，看起来"腿爆青筋"。这种毛病常发生在经常久站、久坐的人身上：血液因为重力，一直沉积在下面，长时间让远端静脉承受许多压力，最后远端静脉撑不住了，瓣膜功能变差，影响血液回流，那些浅层的静脉就容易扩张扭曲。静脉曲张不仅有碍观瞻，严重的话，还会引起疼痛甚至溃疡或蜂窝性组织炎。

　　在这里，我们先解释一下深层静脉和浅层静脉的不同。走在肌肉之间的是深层静脉，而走在皮下的则是浅层静脉。通常发生静脉曲张的，多半是浅层静脉，因为深层静脉周围有肌肉，只要肌肉收缩，就可以像泵浦一样帮助血液往上挤，血液回流比较有效率，通常不会一直沉积给瓣膜造成压力。

虽然浅层静脉不像深层静脉附近有肌肉挤压，不过，只要多动，对减轻浅层静脉瓣膜的压力也是大有帮助的。我每一学年上学期都有很多实验课，一周有四天要进实验室，经常一站就是半天到一整天。我尽可能让自己在实验室里到处走动，一方面可以指导学生，另一方面也是强迫自己的肌肉帮忙挤压血液，避免静脉曲张。

如果不是很严重的静脉曲张，医生常会建议患者穿高丹数[1]的弹性袜，目的就是让袜子像肌肉一样帮助挤压血液。但穿弹性袜只对那些症状较轻微的情况有帮助，如果症状很严重，可能就要考虑借由手术移除扭曲的静脉。

下肢浅层静脉会汇集为两条主要的静脉，分别是大

---

[1]　丹数，英文为 denier，是计算纤维重量的单位。丹数与纤维的厚度及
　　　重量成正比。——编者注

隐静脉与小隐静脉。大隐静脉从脚背、脚趾回收血液往心脏方向走，走在小腿内侧，经过膝盖、大腿内侧，在腹股沟韧带下方进到深层的股静脉，再汇入髂外静脉、下腔静脉，回到心脏去；小隐静脉则走在小腿后侧，在膝盖后方钻入腘静脉，再汇入股静脉，进入髂外静脉，回到心脏。

因为我们的静脉血管在皮下脂肪有复杂的网络，深层静脉跟浅层静脉中间有多处互相连通，让浅层静脉血可以经由这些管道进入深层静脉，因此，把严重静脉曲张的那段血管移除，并不会影响血液循环，这部分血液可以借由其他畅通的管道回到深层静脉。

临床上，若心脏血管阻塞太严重，无法用支架撑开，外科医生会进行冠状动脉绕道手术，此时会找一段血管来跨接过阻塞部位，大隐静脉是常见选择之一。一来它走在皮下，比较容易取得，而且很长；二来和其他静脉相比，它的管壁明显比较厚——它是浅层静脉，比较不能像深层静脉那样靠肌肉来帮忙挤压血液，所以只好自己长厚点——若拿去跨接，能够承受心脏打出来的血压。只是格外要注意的是，因为在取血管时，有可能会取到有瓣膜的部分，所以在接的时候，方向要反着才行，静脉的近端接动脉的远端，血流才不会被瓣膜阻挡。

孙膑的膝关节

人体大腿与小腿部位的骨骼由股骨（大腿骨）、胫骨（小腿内侧的主要承重长骨）与腓骨（小腿外侧形状细瘦的长骨）以及髌骨（膝盖骨）构成。

人体的膝关节由髌骨、股骨下端和胫骨上端构成，关节周围及内部有许多韧带帮助稳定结构，像是髌韧带、侧韧带以及前十字韧带、后十字韧带等；膝关节股骨和胫骨间并夹着两个 C 字形的软骨，称为半月板，功能类似避震器，可以吸收膝关节承受的压力，在站立时也可稳定膝关节。但若运动过于激烈，导致胫骨移动幅度太大，就很有可能导致前十字韧带应声而断，或造成半月板撕裂。

和其他部位关节相比，膝关节比较特别的是，它的正前方有一块髌骨保护。髌骨是一块倒三角形的骨头，它就像一个盖子一样，盖在前面保护着膝关节。

说到髌骨，我们来讲个历史故事。战国时代有个齐国的军事家叫作孙膑。"以君之下驷与彼上驷，取君上驷与彼中驷，取君中驷与彼下驷"这个整体优势策略，就是孙膑所提出的。

孙膑与魏国人庞涓曾一起在鬼谷子门下学习兵法。因为孙膑的才能比庞涓高，招致后者猜忌，后来庞涓当上魏国的大将军，便设下毒计陷害老同学，捏造罪名将孙膑处以黥刑和膑刑。黥刑就是在脸上刺字，而膑刑则是挖去髌骨。因为曾受过膑刑这种酷刑，所以后来他才被称为孙膑[1]。

---

[1]　另有一说是孙膑师父鬼谷子预测孙膑将有膑刑之劫，所以将他改名。

受过膑刑的孙膑，双腿就算是残了。我们可以从解剖学上来解释。人体大腿前侧主要的肌肉称为股四头肌，股四头肌的止点接到髌骨上缘，而髌骨下缘，则有一条髌韧带用以连接髌骨与胫骨。当股四头肌收缩，就会把髌骨往上拉，而髌韧带也会把胫骨往上拉，所以我们的膝盖才能从"弯曲"变"伸直"。挖掉髌骨，孙膑就不能打直膝盖，也就无法站立或行走了。

不过，后来有人考证，有一说是孙膑受的其实是刖刑（砍断双足），而不是膑刑。但不管是哪一种，都是让他终身不良于行的残忍刑罚。总之，他这个恐怖同窗也真是够狠的。

挖掉一块肉的萝卜腿美容法

若我们把大腿分区，前侧最重要的肌肉就是上面提到的股四头肌。它是人体最大、最有力的肌肉，可以帮助我们伸直膝盖、屈曲髋关节。

此外，大腿前内侧有一块带状长形肌肉也很重要。它叫作缝匠肌，从骨盆前的髂前上棘（骨盆前左右两个突出点）斜向大腿内侧延伸，止于胫骨上端。我们将膝盖抬起与盘腿的动作（例如，踢毽子这个动作），都需要这块肌肉。

大腿后侧也有三条重要肌肉，从最外侧到最内侧分别是：股二头肌、半腱肌、半膜肌。这三条肌肉可以帮助我们弯曲膝盖，我们不管是走路、跳跃还是爬行，都必须用到它们。而大腿内侧，则有六条肌肉构成内收肌群，可以帮助我们把髋关节内收。比如说，蛙式游泳时把大腿夹回来的动作，就需要这些肌肉的帮忙。

小腿也可分为三个区：小腿前侧的肌肉主要负责踝关节背屈（脚背朝小腿前侧的动作）及脚趾伸直等动作，外侧的肌肉主要负责外翻脚掌，后侧的肌肉则能让我们做出踮脚尖或弯曲脚趾等动作。

小腿后侧的肌肉，主要是浅层的腓肠肌与比目鱼肌，以及深层的腘肌、屈趾肌等。

腓肠肌的位置就在小腿肚，在它底下还有比目鱼肌，因为形状扁平似比目鱼而得名。这两块肌肉在脚踝的地方共同形成强韧的阿基里斯腱，接到位于脚后跟的跟骨上。它们的功能主要有二，一个是帮助弯曲膝关节（腓肠肌），另外则是把跟骨往上抬，让人体可以做出踮脚的动作。

基本上，腓肠肌的肌肉质都集中在小腿上半部，下半部是肌腱。许多女性很介意的"萝卜腿"，就是因为腓肠肌过分发达，以至于在小腿肚上明显鼓出一块，显得小腿比较壮硕。其实，对我这样一个学生物科学的人来说，健康的身体都是很美的，骨骼、肌肉、血管、神经无一不精致，纤细优美的小腿固然动人，但刚健壮实的小腿也非常美好啊！不过，对爱美的年轻女孩来说，恐怕很难体会刚健壮实的腿部有何美丽之处，甚至许多女孩会为此而自卑，对凸起的"萝卜"都想除之而后快。

要缩减小腿围，临床上有几种做法：一种是抽脂，可惜小腿皮下脂肪不厚，能瘦的腿围有限；另一种就是用肉毒杆菌或激光，阻断支配腓肠肌的神经，让腓肠肌萎缩。还有一种方式，就是通过微创手术，把器械伸进去，切除腓肠肌。虽然这块肌肉被切掉了，但因为它底下还有比目鱼肌与阿基里斯腱连接到跟骨，所以依旧可以做踮脚、走路等动作。

不过，一般步行虽不受影响，但要像切除前那样飞快冲刺，恐怕就比较困难。

根据肌纤维的不同，人体肌肉可分为红肌（慢缩肌）与白肌（快缩肌）。红肌的肌红蛋白含量较高，所以颜色看起来比较红。它需要较多氧气，产生能量的速度会比较慢，但优点是续航力较高，比较不容易疲劳；而白肌的无氧代谢能力高，可以在短时间内提供爆发力。

人体的肌肉大多都由这两种肌纤维混合，腓肠肌的特色是白肌比例较多，红肌比例较少；而比目鱼肌相反，是红肌比例较多，白肌较少。如果切除腓肠肌，光靠比目鱼肌来应付一般步行，的确是绰绰有余；但若希望在体育竞赛中大放异彩，特别是需要跑步冲刺或是其他需要爆发力的运动，没有腓肠肌的援助，表现势必会大打折扣。

阿基里斯的弱点

腓肠肌与比目鱼肌共同形成的肌腱阿基里斯腱，即是俗称的"脚筋"。黑道用以报复或恫吓仇家的残暴手段"剁脚筋"，砍的就是阿基里斯腱。早期手术没有这么先进，加上可能延误开刀时机，被剁脚筋的对象注定是一生跛行了，所以老一辈人才会说脚筋一旦断了就终身残疾。现在若阿基里斯腱断裂，只要不是拖太久或是情况太复杂，是可以靠手术接回去的。

阿基里斯腱之所以有这么独特的名字，典故源自希腊神话。希腊英雄阿基里斯是女神忒提斯的孩子。当阿基里斯出生时，忒提斯抓住孩子的脚跟，把他倒悬浸入冥河里，让他可以刀枪不入，但因为脚后跟被抓住没泡到冥河水，所以这部分就变成阿基里斯的罩门，后来阿基里斯正是因为脚跟被箭射中而丧命。阿基里斯之踵（Achilles' heel）这个词，后来便被引喻为弱点、要害的意思。

不过，就解剖学上来说，阿基里斯腱可是一点都不脆弱。它是人体最大的肌腱，长15厘米，宽度有四五厘米，厚度有半厘米，我们解剖时要切断它并不容易，所以它其实并不"弱"；但如果过度使用（例如从事高冲击的剧烈运动），或是受到严重外力冲击，还是有可能会断裂的。美国男子职业篮球联赛的传奇人物"小飞侠"科比·布莱恩特（Kobe Bryant），就曾在激烈赛事中严重撕裂阿基里斯腱。

人类走路、跑步或跳跃的起始动作都是踮脚尖，靠脚踩在地上的反作用力，把身体往前带。这些动作必须使用到阿基里斯腱，所以这根肌腱受伤的影响非常大。若是断裂，经过手术治疗后，还得复健好几个月才能恢复，之后虽然可以继续从事激烈运动，但是否能在运动场上完全恢复昔日敏捷身手，恐怕得看运动员的努力与造化了。

高跟鞋：美丽的刑具

对运动量普通的一般人来说，阿基里斯腱断裂的概率实在不大。一般人下肢最常遭受的运动伤害是"翻船"，也就是踝关节扭伤。

人体的踝关节由胫骨、腓骨以及距骨这三根骨头构成。胫骨与腓骨刚刚提过，那是小腿的两根骨头，它们的末端会形成一个ㄇ形的凹陷，而距骨上缘刚好有一点凸起来，可以嵌进这个空间，距骨下面则是跟骨。跟其他关节一样，在踝关节的内外侧也都有韧带来稳固、强化这个关节。不过，踝关节内侧的韧带比外侧多，内侧有四条，而外侧只有三条，且较分散，所以外侧关节相对而言比较容易因为走路"崴到"而受伤。

脚部的主要骨头，则包括跗骨、跖骨以及趾骨。跗骨包括刚刚谈到的距骨，以及跟骨、舟状骨、骰骨以及楔形骨。跗骨在脚部的位置，相当于腕骨在手部的位置；而跖骨与趾骨在脚部的位置，则相当于掌骨跟指骨在手掌的位置。这些骨头排列的形状，会在脚部自然形成一个足弓。所谓的扁平足成因很多，有些是因为骨头形状有问题，有些则是脚部韧带强度不够，或是肌力不足，导致内侧足弓不明显。

我们站立或走路时，有很多重量会落在第一跖骨跟大拇趾近端趾骨之间的区域。大拇趾基部有两个种子骨，它们的功能类似滑车，可以让肌肉以更省力、更有效率的方式带动关节。女性穿高跟鞋，特别是尖头的高跟鞋，容易造成大拇趾基部关节不完全脱臼，大拇趾会偏向外侧（朝第二趾），第一跖骨则偏向内侧，关节会变形，形成一个明显突出的角度。由于一、二趾间距变大，造成种子骨往第二趾的方向推挤，硬把它夹在一、二趾软组织中间。若是长期如此压迫，严重者会造成走路刺痛，甚至拇趾跟第二趾交叠。

记得我跟先生刚回来任教时，婆婆还觉得我们俩到学校上课，穿得未免也太"休闲"了，为人师表好像应该要穿得更正式一些才是。但对我来说，高跟鞋实在是一种美丽的刑具呀，尤其实验课要站这么久，若是穿高跟鞋，我看我的脚恐怕要不了多久就报销了吧？加上我"脚拙"，实在不太会穿高跟鞋，穿上去都不太会走路了。多年来，我仍习惯穿舒适健康的平底鞋到处走。反正老师的工作无须抛头露面，还是饶了我可怜的双脚吧。

解剖完脚部，下肢的部分就算告一段落。

告别了大根骨头、大块肌肉的下肢，下一章，我们将谈到细致纤薄的脸部。不但要心灵，而且还要手巧，才能够完美完成这一部分的任务。

你的容颜：

颜面解剖

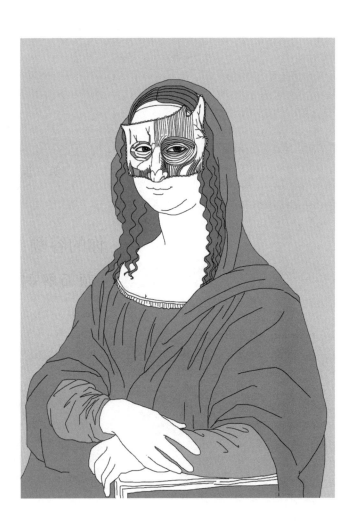

虽然安排在最后这几个章节，但事实上，颜面解剖从学期中就开始了。因为头颈部解剖的内容实在太多，为了避免学生无法一口气消化这么多内容，而且也希望能够有效分配人力，我们从学期中就陆续安排颜面解剖的学习，把时程拉长，让学生能够充分学习。

既然内容这么多，或许有人会问：那为什么不干脆第一堂课就从"头"开始？

我们不这么做的主要理由如下：一方面，头部解剖的难度较高，学生们都是解剖新手，都还没有学会走路呢，怎么能学跑和跳？另一方面，"脸"是一个很独特的部分，一开始就要求从来没见过遗体的学生跟大体老师"面对面"，对学生心理的冲击可能太大了。所以我们还是宁可先从别的部分着手，不会直接从"头"开始。

大体被老师启用时，整个身体都会覆盖着一层乳白色的胶膜，这一层胶膜是喷上去的，紧密贴合身体。我们要解剖时，也不会一口气通通剪开，而是跟着进度逐步剪开要解剖的区域。到开始解剖颜面时，学生们都至少已经解剖约一个月了，无论是技巧还是心理状态，都已经做好相当的准备了。

但即便如此，要跟大体老师直接"面对面"，学生们还是会有点紧张。不过，通常剪开胶膜以后，他们反而都会安下心来。常听学生说："咦，我们老师在笑呢。"这是真的，教解剖这十几年来，看到很多大体老师的表情都很安详，感觉就像是熟睡一样，有很多看起来真的就像学生讲的，好似在微笑。虽然我们理性上都知道大体老师已经过世，但看到老师"微笑"的面容，很多学生还是会有"大体老师在鼓励我""我是在帮大体老师完成心愿"的感觉。

我们医学系有一点跟其他医学系很不一样：我们的

学生跟大体老师的"联结"很强。学习大体解剖课之前，孩子们就已经做过家访，在他们的求学过程中，大概很少有机会这么深入地了解自己的"老师"。

之前有海外的医学院知道我们这样做，有一点质疑，怕这样会让学生有太多情感牵扯，但后来深入了解以后，反而颇肯定我们的做法。我们的孩子非但没有因为对大体老师有更深认识，感到学习上的困扰，很多孩子反而因为这份认同与情感，觉得应该要尽力把这门课学好，否则好像会对不起大体老师。我经常觉得，尽管大体老师已经过世，但学生与大体老师之间，是真的存在某种"师生情谊"的，所以解剖颜面时，学生们说"大体老师好像在笑呢"，我一点也不觉得这种说法傻气，反而觉得他们实在很可爱。

每个人的脸皮都很薄

在解剖颜面时，我总是会提醒学生们："没有人是厚脸皮的，每个人的脸皮都很薄，下刀请谨慎。”

跟其他身体部位比，脸部的皮下脂肪很少，割开来很快就会看到肌肉。颜面肌肉跟其他部位肌肉不同的地方在于：其他区域（像是上肢或下肢）的肌肉两端通常都会接在骨头上，通过收缩，由起点带动终点的骨头。但是颜面肌肉常是一端接在骨头，另一端接在皮肤，这也是为什么我们会有表情。

人体的颜面表情肌非常多，这些肌肉都是可受颜面神经控制的随意肌。许多颜面肌肉从名称就可以知道它们大概的位置与功能，像是额头部分的额肌，嘴巴附近的笑肌、提上唇肌、降下唇肌、提口角肌、降口角肌、口轮匝肌等，眼周的眼轮匝肌，颧骨附近的颧小肌、颧大肌等。其中，眼睛周围跟嘴巴周围的轮匝肌是十分独特的环形肌肉，功能分别是闭眼、噘嘴；口轮匝肌因为负责噘嘴的动作，所以又被戏称为亲吻肌。

在解剖脸部时，学生们多半都会很有挫败感，因为脸部肌肉实在太纤细了，多半都只有两三张铜版纸这么厚。他们经常会以为自己又不小心弄断了什么组织，但因为这些肌肉有一端就是连在皮肤上，所以很多时候其实也非弄断不可，倒不见得是他们手拙。

在这部分，还有一个困难点，那就是脸部的肌肉跟结缔组织比较难区分，因为脸部肌肉的颜色比较淡，而肌肉又纤细，乍看实在差不多，学生们经常会搞不清楚界线在哪里。

我们是沿着额头、鼻子、嘴巴的正中线切割，再把皮肤往耳朵方向翻开，先做一边，若是有什么失误，在做另一边时就可以避免。

或许是因为人对于"门面"都很看重吧，我发现学生们在解剖脸部时，多半都相当求好心切，他们常会觉得这毕竟是大体老师的脸，绝对不能解剖得太丑。非医学系的人可能会觉得，要解剖脸部，应该会有心理障碍吧？但其实，因为解剖这部分的难度真的很高，学生们大多都殚精竭虑要想办法搞定手边的工作，所以反而没有时间害怕。即使会"害怕"，也绝对不是害怕跟大体老师"面面相觑"，而是"怕失手"或怕被评为不合格。

复杂的颜面神经

要揭开薄薄的脸皮已经很困难，学生们还必须分出复杂的颜面神经。

颜面神经是人体的第七对脑神经，它从腮腺深处钻出来，在头颈部形成五个分支。为了方便找颜面神经，我们会先找到位于耳朵前方的腮腺。腮腺又称为耳下腺，是唾液腺中最大的一对，经由腮腺管把唾液送进口腔。

把腮腺当作基准，就可以大概知道颜面神经分支的位置。大家不妨试着一起来找找看。首先，把腕骨紧贴在耳朵旁边，手指水平朝鼻子方向张开覆盖在脸上，五根手指的位置，差不多就是颜面神经五个分支的位置，从拇指到小指，分别是：颞支、颧支、颊支、下颌缘支以及颈支。从这些分支的名字就可以得知它们支配的部位。

虽说"只有"五个分支，但其实这些分支会再分出更细的分支，这些分支就像是一张网一般分布在人脸上。如果是从神经主干来找分支，当然会比较容易，但我们解剖颜面时，翻皮方向刚好是反过来的，都是先看到分支，才往回追到主干，加上颜面这个地方实在很纤薄，很容易就把神经划断，找起来更辛苦。这也是我们要求学生先做一边脸的缘故。毕竟人脸是对称的，万一不幸把其中一边做坏了，还有另一边可以修正。

去年，我爸爸脸颊右边腮腺突然肿起来，摸起来有个边缘清楚的硬块，虽然医生判断是良性的，但因肿大的腺体已经影响说话、咀嚼，后来便安排了手术。记得那一次手术动了好久，我一整个下午打了好几通电话给妈妈，都一直在手术中，前后快五个小时。我妈妈非常担心，心想不过就是个切除腮腺的手术，怎么会这么久呢？我跟她解释，那是因为脸部的神经很复杂，若不小心处理，日后可是会影响表情的。手术后，我去探望我爸，看到他脸侧有长 10 厘米左右的伤口，医生很细心，缝得十分致密。但一般人若光看这一道伤口，还真难想象这是近五个小时的大工程。

有经验的医生切除腮腺，花五个小时，可以想象我们那些菜鸟学生们会挣扎多久。而且，他们不只要寻找神经，还得找到颜面动脉与颜面静脉。在其他部位，血管跟神经还算好分，血管是中空的，神经是实心的，用镊子夹夹看，通常都可以分辨。但在脸部，区域很小，血管、神经又都很细，加上大体老师经过福尔马林固定，比较没有弹性，看起来都很像，辨识起来格外困难。

我们一次的实验课是四小时。他们可能上了三次课，花了十二个小时，却还是没办法搞定，大概要追到神经主干时，才会豁然开朗。

眼：美丽的灵魂之窗

在实验室，我们会先把脑部取出来，再开始观察五官。不过，为了让读者比较容易理解，我们在颜面这章就先来谈谈五官。

首先，我们来谈谈灵魂之窗——眼睛。人体眼球周围有六块小肌肉，只要敲开额骨就可以看到这些小肌肉。额骨在额头的部分很坚硬，但延伸到眼球上方的部分是很薄的，并不难破坏，不过这部分的肌肉、神经、血管都超细，需要极大的耐心与细心。

为了观察内部构造，我们也会剪断这些小肌肉跟视神经，把其中一颗眼球取出切开观察。眼球的直径大约有2厘米到3厘米，把眼球从中间切开，可以看到水晶体、虹膜、玻璃状体、视网膜等构造。

我们的眼睛很像一部极为精密的相机，水晶体就相当于这部相机的镜片，是一个直径约1厘米的扁椭圆球构造，颜色有点像是半透明的蛋白石（蛋白石有很多种颜色，这里指的是半透明那种），非常晶莹美丽，每年解剖到水晶体，总是能听到许多赞叹的惊呼声。

水晶体前方有颜色的环状结构则是虹膜。我们眼睛的颜色，就是由虹膜决定的，它的形状有点像是凤梨罐头的横切凤梨片，这个"凤梨片"中间就是瞳孔，而"凤梨片"中则有平滑肌可以控制瞳孔大小。

眼白的部分叫作巩膜，是白色的结缔组织。我们把眼球切开后，眼球内部是果冻一般、半固态的玻璃状体，眼球最外层是白色的巩膜，里面一层是稍微深色的脉络膜，最里面一层是淡黄色的视网膜。

这一片薄薄的视网膜，可是可以分为十层，上面有色素细胞、感光细胞（锥状细胞、杆状细胞）及多种神经细胞等。当然，在大体解剖课上凭肉眼是不可能看得到这些构造的，得到组织学课上，透过显微镜才能看到这细致的分层。

鼻：强大的空气净化器

要看到鼻腔跟口腔，必须对头部做比较多的破坏。我们会在大体老师头部接近正中的位置，用线锯锯开鼻梁及鼻腔上方的头骨，为了把鼻中隔留在某一侧方便观察，锯的位置会偏离中线一点，接着锯开硬腭，方便之后观察口腔。不过过程中会保持下颌骨完整，并不是将头由正中线对半剖开，只是从鼻子中间处分开到足以观察的程度而已。

人体的鼻子是很好的空气净化器。鼻腔由鼻中隔区分为左右两边，鼻腔外侧壁各有三个凸起来的骨骼构造，称为"鼻甲"。这上、中、下三个鼻甲将鼻腔分为上鼻道、中鼻道、下鼻道以及顶端的蝶筛隐窝四个通道，可以增加空气的接触面积。这些鼻甲及鼻道上都覆盖着鼻黏膜，鼻黏膜上皮表面有纤毛，纤毛是朝我们咽喉方向摆动的。鼻黏膜上的有些细胞有分泌功能，可以分泌黏液，帮助黏附空气中的粉尘、颗粒等，并借由纤毛摆动，最后在咽喉用吞咽或咳嗽的方式把这些异物排出，避免吸入肺脏里。

鼻子不只是空气净化器，也是很好的加湿、加温器。鼻黏膜下方有很多血管，可以把吸入的空气逐渐加温，并借由分泌物提高空气的湿润度，所以在很寒冷干燥的地方，人们会觉得鼻腔、咽喉很凉，但是不会觉得空气吸到肺脏时还是冰冷的。

除了净化、加湿、加温空气以外，在鼻腔顶部的地方，差不多就是我们鼻腔"屋顶"的部位，有嗅觉黏膜，上面有嗅觉细胞，让我们可以辨识气味。

鼻腔里还有一个鼻泪管，跟眼睛内侧的泪囊相通。解剖到这部分，我们会让学生用探针去试探，从大体老师眼睛内侧伸一根很细的探针进去，沿着鼻泪管，最后会发现探针从下鼻道穿出。所以我们眼睛泪腺的分泌物，也能够沿着鼻泪管流进鼻腔。有时候我们哭得很厉害的时候，会感觉好像眼泪鼻涕齐流，但很多从鼻子流出的液体其实不是鼻涕，而是经由鼻泪管流出的眼泪。

人体的鼻腔跟周围头骨之间，有很多孔洞，通往大家常听说的"鼻窦"。所谓的"窦"，就是指一个空间。鼻窦存在于几个不同的骨骼内：在额骨内的是额窦，在鼻腔后上方蝶骨内的是蝶窦，在筛骨位置有筛窦；此外，在上颌骨这里还有上颌窦。这些"窦"都是左右成双的。

这些空间都跟鼻腔相通，且表面覆有可以分泌黏液过滤空气的鼻黏膜。所以有时我们感冒，病毒除了感染鼻腔以外，也会沿着通道去感染这些鼻窦。

口：遍尝百味的吞吐港

在口腔部分，因为大体老师经过福尔马林固定，舌头部分都很僵硬，因此我们会要求学生们在下刀前，先张口彼此观察，这样对很多构造的观察会比直接观察大体老师清楚。

舌头是味觉器官，有很多味蕾分布。舌头表面有许许多多凸起的乳头，按其外形可分为四类：丝状乳头、菌状乳头、叶状乳头以及轮廓乳头。其中，只有丝状乳头上没有味蕾，而丝状跟菌状乳头的数量最多。读者可以对着镜子自己观察，舌头上那些比较白、小锥状的凸起就是丝状乳头，而比较红的圆点则是菌状乳头，比丝状乳头大一点，在舌尖分布较密。叶状乳头分布在比较靠近咽部的舌头两侧。至于轮廓乳头，则位于舌尖往后三分之二（或舌根往前三分之一）处，中间有蘑菇状凸起，外围像护城河一样绕一圈。这是体积最大的一种舌乳头，但数量其实不多，大概只有八到十二个而已。

味蕾是由多个细胞构成的椭球形构造，其中特化的上皮细胞有神经细胞的特性，可以感受味道。这些细胞有再生的能力，约十天到两周就会更新一次，不过，会随着年纪变老而减少。所以上了年纪的人，味觉会比较迟钝。

将舌头翘起来，可以清楚看到下方有舌系带。这是一个连接舌头与口腔底部的带状结构，用来控制舌头的灵活度。早期，若小孩子到了一两岁还口齿不清，老人家就会说那是因为"舌头太紧"，要带去"剪舌头"，但真正要剪的部位可不是舌头本身，而是舌系带。

舌头是个以肌肉质为主的器官，舌头内肌肉的走向有纵有横，还有斜走的，所以切开来时，不像其他部位的肌肉容易看出一束一束的肌束，看起来或摸起来的质感比较像是内脏。但其实舌头的肌肉并不是平滑肌，而是骨骼肌，所以我们才能有意识地控制舌头来说话。

不知道是不是受电视剧桥段影响，学习口腔这部分时，常有学生会问咬舌自尽到底是怎么一回事。嗯，我的答案是："那应该是痛得要命而且还很难死的一种方法吧！"舌头有很厚的骨骼肌，要用牙齿把它切断是很困难的，加上舌头具有丰富的神经支配，平常不小心咬到都痛彻心扉，更何况是要咬断它？想咬舌自尽的人，得非常耐痛才有办法咬断舌头。就算有决心咬断，能不能死成还很难说。舌系带两侧看起来好像各有些很粗的血管，但其实那已经是血管末梢了，要流血流到可以致死的量，可能要花非常多的时间；如果凝血机制好一点，结果恐怕只是痛得半死而已。

除了舌头，学生们还必须找到唾液腺。唾液腺有三对，最大的一对是我们讲颜面神经时谈到的"腮腺"。此外，还有舌头底部的舌下腺以及在下颌骨边缘的下颌下腺。

关于牙齿，成人有三十二颗牙齿，上下排门牙八颗、犬齿四颗、小白齿八颗、大白齿十二颗。不过，在大体老师身上通常不会看到这么齐全的牙齿，很多大体老师都有假牙或缺牙。

张开嘴巴，在口腔深处的最中间，有个像铃铛一样的构造叫作"悬雍垂"。它是软腭的最末端，在它两侧咽壁上有腭扁桃体。有时候我们喉咙不舒服去看耳鼻喉科，医生叫你把嘴巴张开，就是要看两侧扁桃体有无发炎。

耳：精巧细致的听觉构造

人体的耳朵，可分为外耳、中耳、内耳三个空间。鼓膜隔开外耳跟中耳，前庭窗隔开中耳跟内耳。外耳比较单纯，我们的观察重点会放在中耳与内耳。

中耳里面有三块非常精巧的听小骨，由外而内分别是锤骨、砧骨、镫骨。声音从耳道进来以后，会先震动鼓膜，然后声波沿着这三块听小骨，经过前庭窗进入内耳。这三块听小骨是我们人体最小的骨头，因为构造都太迷你了，必须要用放大镜才能看得清，其中人体最小的镫骨大小只有两三毫米，比米粒还小，非常精细可爱。锤骨贴在鼓膜上，有个像小铁锤的圆头；砧骨则像打铁时用的铁砧；至于镫骨，则像是骑马时放脚的马镫，它的基部贴在前庭窗上。

而内耳的构造，则包括称为"骨迷路"的骨质空腔，以及在骨迷路中的膜状管与囊，里面有淋巴液，称为"膜迷路"。

骨迷路的主要构造是耳蜗与半规管。耳蜗是内耳感知声音的构造，从名字就可得知，它的形状非常像蜗牛的壳，呈螺旋缠绕状，缠绕的圈数正好是二又四分之三圈，最宽处直径七八毫米。而位于前庭后上方还有前后以及外侧的三个半规管，负责人体的平衡觉。

这部分的解剖难度颇高，因为大部分都是骨头，骨迷路埋在大体老师的颞骨中，半规管跟耳蜗外围也都是硬骨，学生解剖时像是在做精细雕刻一样，要小心翼翼用凿子跟铁锤轻轻把骨头敲开，才看得到埋在里面的构造。可是耳朵这里的构造都十分细小，加上每个大体老师的骨质密度都不一样，这一凿子凿下去，骨头最后会怎么裂，实在很难预测。经常一凿子下去，就不小心凿到半规管，使其看起来就像是两个洞，而不是完美的半圆形。

我们解剖的原则是不做多余的破坏，所以有两个的构造，通常我们只会破坏一个。比如说，我们只会取一颗眼球切开，只敲开一边的耳朵。不过，如果发生不小心敲碎的情况，也只好请大体老师多担待些，再献身"指导"一次了。

还老师一张漂亮的脸

或许有人会觉得，经过这一番切割，大体老师大概也"面目全非"了吧?

但其实，并没有一般人想象的那么破碎。我们在解剖颜面时，会沿着大体老师脸部正中切开皮肤，眼睛与嘴巴因为是环状肌肉，所以切口会是圆形的，位置在嘴唇外 1 厘米处、眼睛外 2 厘米到 3 厘米处。这样，整个颜面看起来有一点像是从脸部中间对裁的纸面膜，翻开来，这片"面膜"两端的皮肤都还连在耳朵上。

到学期末，从大体老师身上拿出来的器官，如内脏、大脑、眼球等等，全都必须放回原处。此外，学生还必须把大体老师身上所有的切割线都缝合起来，而我们也会去检查学生的缝线，如果缝得不好，还会要求他们拆掉重来。

事实上，经过了一学期，学生们对大体老师都颇有感情了，就算我们不特别要求，学生们也都会很认真缝合。特别是脸部，因为皮肤比较薄，很容易就缝破；若是缝破，就不免要想办法补救，但伤痕太多的话，就会有点像脸上疤痕累累的科学怪人。学生们总觉得人的容颜是很重要的，一定要让大体老师齐头整脸地告别人世。

因此，在缝合脸部时，总会推派手最巧的组员去缝。

有些学生的表现还真是让人惊讶。这些孩子之前在家可能从没做过针线活，可是心细如发，"手艺"好得不得了，无论是纵走还是环形的切割线，都能缝合得整齐漂亮，针脚细密，且每一针都是等距的，简直像是刺绣一般。缝得特别好的组别也会很得意地来我们这些"活老师"面前邀功："老师，你看看我们的大体老师，是不是特别漂亮呢？"

这些孩子对大体老师表达谢意与敬意的一种方式，就是认真收尾，让大体老师体体面面、漂漂亮亮地离开课堂。

学生们剪开包覆在大体老师脸上的胶膜时，常会有"老师在笑"的第一印象。我在想，大体老师若地下有知，知道这些学生们有这么温柔周到的心肠，应该也会想报以嘉许的微笑吧？

悲欢岁月的时光容器：

脑部解剖

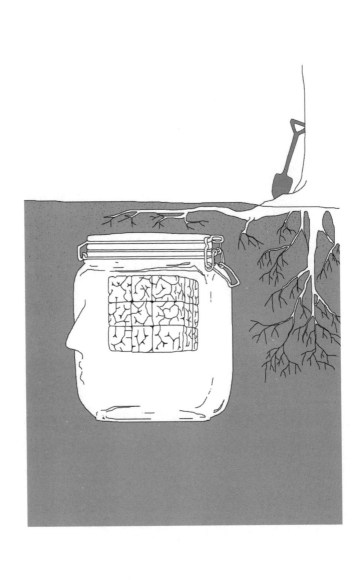

关于头部，在我内心深处，埋藏了一段不堪回首的伤心记忆。

我有一个长我四岁的哥哥。可是，他在我小学五年级那一年，就永远离开了我们。

我小学五年级时，他初中三年级。在学校某些老师眼中，他是个"坏孩子"。但他其实并不"坏"。他性情直爽善良，喜欢呼朋引伴，对朋友非常讲义气，但因为聪明，有自己的想法，比较没那么服从权威。这种不是"乖巧听话"类型的孩子，很容易就会蒙受一些不必要的误解。

在那个青春常受践踏的压抑氛围下，小孩子哪有什么隐私和尊严可言？学校可以随时对你搜身。有一天，校方在哥哥书包里搜到了一包香烟。尽管哥哥强调那不是他的，他只是帮朋友收着，但老师并不相信他，而哥哥说什么也不愿意供出香烟主人是谁，学校便找了我爸妈去学校谈，还威胁说要让哥哥退学。抽烟的确不是什么好事，但是，在当年的校园文化中，抽烟这件事，可以被上纲上线成品德有严重瑕疵，只要跟烟沾上关系的，就是"不良少年"。

回家后，我爸爸把哥哥狠狠打了一顿。我爸爸当时的工作是建筑行业的承包商，带着许多建筑工人一起在工地做事，为了要处罚我哥，还把他带去工地做工。那段时间，哥哥暂时从学校休学，白天和我爸去工地，晚上自己念书，准备以同等学力考高中。

出事的那天，到了吃晚饭的时间，哥哥却迟迟没回家。我妈妈觉得奇怪，问那天一起去工作的叔叔，叔叔表示中午还有看到他，但之后就没印象，以为他先回家了。再等了一段时间，哥哥还是没回来，大人们开始觉得不对劲，这才回工地去找。最后，在未完工的电梯井里，发现了失足坠落的哥哥。

我永远忘不了那混乱的一夜。当救护车来到工地时，大家七手八脚把哥哥抬上救护车，我扶住哥哥的部位，正好是哥哥的后脑勺，那个触感竟然是软的。把哥哥送上救护车以后，我下意识摸了一下自己的后脑勺，是硬的。为什么哥哥的后脑勺摸起来却是这么怪异的触感？

送哥哥到医院以后，我们全家被挡在急诊室外。大家心急如焚，慌成一团。妈妈带着我和姐姐、弟弟一起跪在医院门口，哭着请求老天爷保佑哥哥。这一幕，我怎么也忘不了。

哥哥被送进急诊室时，容颜看起来就像是睡着了一般。只是这一觉，再也没有醒过来，他终究是永远地走了。

爸爸非常自责，几乎崩溃。但是在台湾地区的传统观念里，长辈是不可以为晚辈哭的，旁边的人还要他忍住。他那压抑的神情，让我非常心酸。

我大学联考时，其实分数能上医学系，父母亲也都希望我以后可以当医生。但是，我最后却选择了动物系，因为，对我来说，医院实在是一个太过悲伤的地方，我觉得自己恐怕不适合当医生。没想到，后来我虽然没成为医生，却变成了未来医生们的老师。

时间，是最好的止痛药。经过了这么多年，那些巨大的惊恐与哀恸慢慢退去，我渐渐比较少想起那段回忆。也许，我是刻意埋葬了这段伤心往事。

但是，在我回来任教的头一年，带学生们锯开头骨的那一天，回家的路上，那一段心痛的记忆，又蓦地袭上心头。

为了观察脑部，我们必须先在大体老师头顶做十字切割，把皮肤、肌肉、筋膜，像是剥香蕉皮一样翻下来，正面翻到眉弓处，后面翻到露出大部分枕骨，差不多就是我们戴棒球帽时帽子下缘所在的位置；之后，套一圈棉线或橡皮筋做记号，再用电锯沿着记号将头骨锯开。

这是学生第一次用到电锯。在锯的时候，整个实验室都会弥漫一股看牙医时钻牙齿的味道，同时也会产生许多骨屑。为了安全起见，学生们得戴上类似焊接时戴的那种透明亚克力保护面罩。

锯头骨的电锯并不是恐怖片里杀人狂用的那种大型电锯，锯片直径只有五六厘米而已。而为了避免锯太深，不小心伤到脑组织，影响后续观察，我们并不会直接锯穿，而是沿着头骨锯一条沟槽，之后再小心把骨头凿穿，再把分离的头盖骨像碗一样拿下来。

头盖骨很坚硬，下面有硬脑膜，跟头盖骨紧紧连在一起，要把头盖骨像碗一样拿下来，其实要费很大力气。上课时，我满脑子只是想着解剖，以及如何让学生顺利观察，并没有其他杂念；但下了课以后，在回家的路上，我突然怔住了。我想到当年扶住哥哥后脑勺时那软软的触感，不禁一阵椎心……头骨是这么坚硬的结构，坚硬到必须用电锯、铁锤、凿子才能破坏，哥哥出事的那一日，究竟是受到何等大的冲击，才会把脑袋撞成那样？

日子总是要继续前进，不小心剥开的情感伤口也会重新愈合。之后的几年，就算解剖到大脑时，我也学会了不再受到强烈的情绪冲击。但我知道那种痛楚其实并未真的消失，偶尔，它还是会冷不防又把我带回小学五年级那一夜的场景。这也是大脑这个时光容器的特别之处吧？那些悲欢岁月、所思所学，都被收藏在这个被头骨保护着的 1.5 千克的柔软组织里。

硬的似皮革，软的似肠衣

还是暂且搁下往事，回到我们的解剖台吧。

打开头盖骨以后，可以观察到脑膜。我们的脑膜有三层：硬脑膜、蛛网膜、软脑膜，都是主要由结缔组织所构成的构造，表面则有上皮细胞覆盖。硬脑膜紧贴着头骨，质地在这三层脑膜中最为致密坚韧，厚度也最厚，厚薄有点像是那种扎实一点的塑胶袋，但坚韧度则比较接近皮革。将硬脑膜剪开以后，就可以看到大脑左右半球。

紧邻着硬脑膜的是蛛网膜。这是一层透明纤薄的膜，向软脑膜方向形成许多网状的分支，所以有蛛网膜的名称。它的下面有很多大型血管，像是大脑动脉、大脑静脉等；而软脑膜是紧贴在大脑表面的薄膜，包覆整个大脑表面的脑回及向脑内延伸的脑沟。这层半透明的薄膜组织，有一点类似更纤细一点的肠衣。

　　蛛网膜跟软脑膜之间的空间，叫作蛛网膜下腔。在活人身上，这个空间会充满清澈的脑脊髓液，具有保护脑组织、缓冲及清理代谢废物等作用。但大体老师不是活体，所以蛛网膜会塌陷盖在软脑膜上。我们打开硬脑膜以后，通常会直接看到被蛛网膜及软脑膜覆盖的大脑左右半球。

　　讲到脑部的疾病，一般人最常联想到的就是脑中风。这是指脑部缺血造成的神经损伤，简单来说可以分为两种：一种是缺血性中风，例如，脑血栓、脑栓塞；另外一种是出血性中风，例如，脑组织出血、蛛网膜下腔出血。前者因为血管塞住，血流难以通过，造成血管远端的下游脑细胞缺血、缺氧而坏死；而后者则是因为血管破裂，血液流量不足，而且流出来的血液还会殃及周遭组织。

出血性脑中风，要比缺血性的来得危急。缺血性脑中风若能及时做适当处置，恢复的概率还蛮大的，但如果错过黄金时间，情况就比较不妙。十多年前，我刚生完小孩，我妈到花莲帮我坐月子，偏偏这时候，我爸爸突然中风。我妈妈一直联络不上他，才赶紧要刚下班的弟弟去看看。虽然我爸爸是缺血性中风，但因为拖太久才送医，部分脑组织都坏死了，后来就导致他左半边瘫痪。

还有一种比较不那么严重的脑中风，称为暂时性脑缺血，也就是俗称的"小中风"。患者可能会有半边的手脚或脸部突然不听使唤，或是视力突然模糊甚至看不见，突然大舌头或失语等。因为影响的区域很小，所以通常在二十四小时内就会恢复正常，但这有可能是比较严重的脑中风的前兆，还是得提高警觉。

龙骨的秘密

　　人体有十二对脑神经，不过，它们都位于脑颅底侧，要把整个脑部托起来才看得到。人脑在解剖学上经常又区分为大脑、小脑、间脑、中脑、脑桥和延髓，向下与脊髓相连。解剖时，我们希望能够把脑和整条脊髓一同取出观察，因此，在辨识十二对脑神经之前，我们会先进行背部的解剖。

　　把背部的皮肤翻开以后，我们会先观察肌肉。背部的肌肉主要分布在脊柱的两侧，左右对称，最浅层的肌肉是由后颈至上半背部的斜方肌。这是一对三角形的肌肉，起点（三角形的底部）在脊柱，终点（三角形的尖端）在肩部。人们常说肩颈酸痛，要找按摩师推拿的部位，就是斜方肌。在斜方肌下面是占据下半背部的背阔肌，也是起点在脊柱，但终点在肱骨。我们做阔背动作，就需要利用到这块肌肉。浅层肌肉中，还有肩胛提肌、大小菱形肌等，不过，最明显的就是斜方肌跟背阔肌。

把背部浅层肌肉在脊柱的附着处剪开，向外侧翻开后，就可以看到深层有两大束竖脊肌。这两束肌肉位于脊椎两侧，功能是帮助人体把背挺起，维持直立，一般我们讲的"里脊肉"，对应的部位就是竖脊肌。

把竖脊肌尽量往两边拨开，就会看到埋在下面像蜈蚣般的脊椎。中间是一整排凸起的棘突。在棘突两边是椎板，必须使用双排锯把椎板锯开来，才能看到脊髓。我们会从颈椎一路锯到荐椎，把整条棘突跟与其相连的一部分椎板拿起来，以观察脊髓。

人体的背部一共有大约三十三块椎骨：颈椎有七节，胸椎有十二节，腰椎有五节，另外还有五节荐椎（愈合成一大块）以及三到四节尾椎（也是愈合成一大块）。

说来有趣，绝大部分哺乳类动物，颈椎的数目都是固定的七节。长颈鹿脖子这么长，也是只有七块颈椎，所以长颈鹿的一节颈椎就有二三十厘米；而海豚、鲸鱼这些看起来好像没有"脖子"的哺乳类动物，颈椎也一样是七块。

哺乳类动物中只有海牛和树懒的颈椎数不是七块。

人体的脊柱比脊髓要长，脊髓只分布到第一、第二腰椎处，由脊髓末端到荐椎间为一条条较细的脊神经所构成的马尾。在怀疑有脑膜炎要抽脊髓液，需要做腰椎穿刺时，或是进行脊髓麻醉时，针通常由第三腰椎以下穿入，以免伤到脊髓。

仔细观察脊椎，可以看到在每一节脊椎椎体与椎体中间，有软骨的构造，这就是椎间盘。正常来说，椎间盘的大小应该跟上下椎体是吻合的，所谓的椎间盘突出，是指软骨被挤压得超出椎体，就像是凸出来一般。如果它凸出去的方向没有挤压到重要构造，那可能还好；如果凸出去的方向是往椎孔的方向，就会压迫到脊髓，造成神经传导的问题，引起酸麻胀痛等反应。当椎间盘突出发生在颈椎，就可能会影响到上肢；如果是发生在腰椎，则可能会影响到下肢。

我们用双排锯把大体老师脊椎骨的后半部拿起来以后，就可以看到位于脊椎围成的椎孔中央，呈米黄色的脊髓。脊髓跟脑的组织很类似，质感都像硬一点的豆腐。脑跟脊髓都属于中枢神经，脊髓周围也跟脑部一样，有三层膜保护着。每一节脊椎都有脊神经从脊髓两侧向外发出来，为了将脊髓取出观察，我们要把脊神经通通剪断，剪的位置就是靠近硬脊膜的地方。

因为脑干是连着脊髓的，把脊神经都剪断以后，就可以把脊髓跟脑部一块儿从大体老师身上取出。

十二对脑神经

不过在取出脑部之前，必须先把十二对脑神经都剪断，大脑才拿得出来。这些脑神经可以从大脑底部看到。为避免损伤组织，老师们通常会一组一组教学生如何轻柔地把脑托起来，等分辨清楚后，再一一剪断。

我们以前当学生的时候，老师有教我们一个口诀来背诵十二对脑神经，"一嗅二视三动眼，四滑五叉六外旋，七颜八听九舌咽，十迷十一副十二舌下"。它的数字顺序，就是从额头往后脑勺方向的神经的排列顺序。其实严格说起来，这口诀好像也没有运用什么特殊联想来帮助记忆，只是读起来比较有节奏感，方便记忆罢了。我们这些自然组的学生，大多都能背出这个口诀。

我有个同事，还把这套口诀当顺口溜教小孩念着玩。当别人家小孩念"小皮球，香蕉油，满地开花二十一"时，他的小孩念"一嗅二视三动眼，四滑五叉六外旋……"看了不禁让人莞尔，不知道这样算不算是一种"家学渊源"？

我们就用这套口诀来介绍这十二对脑神经吧。第一对是"嗅神经"。我们收集气味的位置在鼻腔顶端，额叶下方压着嗅径跟嗅球，嗅神经的功能就是将细胞接收到的气味信号传到大脑的嗅球，再由嗅径传回大脑。嗅觉神经细胞有一个值得一提的特点：一般成人体内的神经细胞是不会再生的，但嗅觉细胞却是少数终生有再生能力的神经细胞。

相较于其他动物，人类的嗅觉是比较不好的。有些学生之前解剖过老鼠，他们就可以明显感觉出这种差异。老鼠的嗅觉非常发达，它的脑由前到后只有两三厘米，但嗅球直径就有两三毫米。人脑这么大，从额叶到枕叶长度约十六厘米，可是我们的嗅球只有一厘米，比例明显逊于老鼠。

将脑部稍微托起来以后，还可以看到第二对脑神经"视神经"。它们所含的神经纤维可以将视网膜收集到的讯息传输回脑部，一旦损伤，就可能影响视力甚至失明。第三对脑神经"动眼神经"，顾名思义，是支配眼睛周围肌肉的神经，若是损伤，可能会有无法正常移动眼球、瞳孔无法正常收缩等问题。

第四对脑神经是"滑车神经"。它们也是掌管眼球运动的神经，支配眼睛的上斜肌，是所有脑神经中最细的一对，如果受损，会影响眼球向下或外展的能力。

第五对脑神经是"三叉神经"，是最大的脑神经。之所以叫这个名字，是因为它们的前缘会分为眼神经、上颌神经跟下颌神经。三叉神经不只是控制肌肉的运动神经，它们的神经末梢会到皮上，所以也是感觉神经，几乎所有来自脸部的触觉、疼痛，都跟三叉神经有关，就连牙痛的感觉，也是它们的管辖范围。人们看牙医"抽神经"（根管治疗），"抽"的就是三叉神经的末梢。

第六对脑神经是"展神经"。它们是运动神经，支配眼球的外直肌，若是受损，眼球便无法往两侧运动。

第七对脑神经是"面神经"，我们上一章已经谈过它们。这对脑神经也是同时兼有运动、感觉两种神经纤维，从脑干发出来以后，分布在全脸，可以控制脸部表情肌、味觉、泪腺、唾液腺等，如果受损，就有可能造成嘴歪眼斜，"皮笑肉不笑"的情况。

第八对脑神经是"前庭蜗神经"，也就是俗称的听神经，前庭分支掌管平衡，耳蜗分支掌管听觉。

第九对脑神经则是"舌咽神经"。它们的运动纤维掌管咽喉肌肉，感觉纤维则负责舌头后三分之一的味觉以及咽喉的感觉。

第十对脑神经是"迷走神经"。我们在第三课曾与大家分享过这对"管很宽"的神经。它们是脑神经中最长、分布最广的一对，含有运动、感觉神经纤维，支配了大部分内脏的运动、感觉以及腺体分泌。

第十一对脑神经是"副神经"。它们是运动神经，支配颈部的胸锁乳突肌与背部的斜方肌。

第十二对脑神经是"舌下神经"，支配舌头的肌肉。

我们要把这十二对脑神经都一一辨别出来，并从颅底剪断，才能把脑拿出来。

能思考的"木棉豆腐"

人脑差不多1.5千克，质地颇软，就像是木棉豆腐一般。取下来的脑，上面覆盖着蛛网膜跟软脑膜，布满血管。解剖时，我们会把蛛网膜剥离，以观察表面凹凹凸凸的大脑：凹陷下去的地方称为脑沟，鼓起来的地方则称为脑回。

脑分为几个主要部分：前脑（大脑与间脑）、中脑以及后脑（脑桥、延髓与小脑）。

大脑是脑部的主要构造。从外观上来看，可分为左右半球，由称为胼胝体的白质相连。如果我们把大脑从纵裂处做正中切，就可以看到在大脑半球内部有一个弧形的构造，那就是胼胝体；若我们从耳朵的地方做横切，就可以看到胼胝体与左右半球是相连的。

大脑表面有两个比较明显的脑沟，分别是中央沟与外侧沟。根据这些脑沟，可以把大脑区分成不同区域。中央沟之前、外侧沟上方，靠近额骨的区域称为额叶；中央沟之后、外侧沟上方，靠近顶骨的部位是顶叶；外侧沟之下，靠近两侧颞骨的区域是颞叶；而脑后方较不明显的顶枕沟与枕前切迹连线的后方，靠近枕骨的部分则是枕叶。

大致来说，额叶管辖的是思考与判断，以及部分语言区；顶叶则是主掌运动与感觉；而颞叶则跟听觉、语言有关；至于枕叶，则是管视觉的区域。

为了观察内部的构造，我们会对大脑做不同的切割。若对大脑做横切，也就是从眼睛的位置往后脑勺方向切，可以看到切面有深浅不同的差异，最外层稍微深色的部分称为"灰质"，也就是大脑皮质，是神经细胞聚集的地方；而中间比较白的部分则是"白质"，也就是大脑的髓质，是神经纤维聚集的地方。

大脑中间还有许多深咖啡色的区域，这些也是神经细胞聚集的地方，被称为"核区"。神经解剖学家通常根据这些核区的样子来命名，譬如说，杏仁核、豆状核、尾状核等。

此时学生们的一大挑战，是练习辨认不同切面下较深色的区域，像是基底核、杏仁核及海马回等。基底核，顾名思义，位于大脑的基底深处，主要由豆状核及尾状核组成。豆状核与尾状核合称为纹状体，主要功能是控制自主反应、调节肌张力，让我们的骨骼肌可以做精细的运动。而位于尾状核尾巴处的杏仁核，则掌管人体情绪与内脏反应，遇到突发状况时，可以决定"战"或"逃"。

大脑颞叶深处一对弓形的构造称为"海马回"，功能是掌管记忆。海马回受损的人，记忆就会受影响。俗称"老年痴呆症"的阿尔茨海默病，除了大脑多处受影响外，也经常可见海马回的病变。例如淀粉样斑块沉积在大脑皮质与海马回周围，导致神经变异，严重影响患者的记忆能力，随着病情加重，甚至连一般生活都难以自理。电影《依然爱丽丝》的主角就是罹患阿尔茨海默病。刚开始她健忘、容易迷路，到后来变得易怒、无法控制大小便等。

有些大体老师的病历上也有提到他们生前曾被诊断出脑部相关病症，但我们很难在解剖台上用肉眼看出什么端倪，毕竟神经细胞相关病变还是必须要通过显微镜才能看出。

不过脑肿瘤是我们在解剖台上能够明显看到的脑部异常。脑肿瘤可能是原发的，也有可能是其他癌症转移形成的。很多大体老师过世的病因都是癌症。我们曾看过癌细胞转移到大脑或脑膜的情况，从外观上就可以清楚看出是比较硬的团块。有些脑瘤非常大，我们就曾看过有大体老师长了脑瘤，导致其中一边侧脑室被挤压得非常小。按理说，人体大脑左右半球的侧脑室，空间应该是差不多的，可是在那位大体老师身上就显得比例失衡。这样的肿瘤会压迫到周围的脑组织，影响该区域的相关功能，譬如可能会出现肢体无力、讲话不清楚之类的症状。

除了大脑，间脑这里的两个核区汇集处也很重要，一个是视丘，另一个则是下视丘。前者是感觉讯息（例如，视觉、听觉、触觉、嗅觉、痛觉、尿意等）由脊髓、脑干、小脑等传到大脑的主要传递站，而后者则是调节体温、内分泌的枢纽。

在脑海深处……

从演化的角度来看，有着高度推理、学习能力的新皮质（也就是位于大脑表层的那些皱褶沟壑）是最后才发展出来的；而位于脑深处的海马回、扣带回、杏仁核、视丘、下视丘等，则是比较古老、原始的旧皮质，这些旧皮质被称为边缘系统。人类的新皮质远比其他动物的复杂发达，让我们得以成为地球上最聪明的一种动物。不过，我们日常生活中许多反应、情绪，还是由边缘系统所控制。

即使已经时过境迁，边缘系统仍能唤回那些曾经强烈冲击我们情绪的记忆。就像我在这一章最前面说的那件事，对我的影响非常深远，深远到足以扭转我的人生，让我觉得自己不适合当医生，因为我无法在那么悲伤的地方工作。

四五年前，仿佛冥冥中注定似的，我姐姐得知好友的男朋友竟是我哥哥在中学时交情极好的同学，也是长我几届的大学学长。从学长口中，我们仿佛重新认识了年少的哥哥，那个聪明、重情义、有主见的哥哥，那个让要求绝对服从的老师头痛的哥哥。那天，我们才知道，虽然多年来避而不谈，但家人还有好友其实都一直想念着他。

我小时候，对"老师"这个行业，内心的感情是有点复杂的。我哥哥的老师在认定我哥哥是"坏小孩"后，并未试着去了解他或帮助他，而我当年的学校老师，也曾若有所指地跟我的同学说过："她的哥哥，是会抽烟的小孩。"对年纪这么小的孩子来说，我们对老师的一切评价都看得很重，所以这些事情，曾让我十分受伤。

当然，一路走来，遇到的老师还是好老师比较多，他们认真、热忱、温暖。我深深感谢这些师长。如今，我也成为人师，那些镌刻在我脑海深处的故事，伤心也好，感恩也好，都让我对自己所扮演的角色多了一层很特殊的体会。我期许自己能慎重看待这个身份，也能成为一位认真、热忱、温暖的老师。尽管我教的孩子已经不是懵懂的小朋友，而是心智已经相当成熟的大孩子，但我想师生之间，仍有许多超越知识的相互作用力。

我们这些"活老师"，教解剖这么多年，亲眼看到许多学生受大体老师影响甚多，他们不只是在大体老师身上学专业知识，同时也在学一种情意、一种大爱。我们这些老师们，在用各种不同方式，影响学生们的人生。

　　也许我做得还不够好，但我会尽我所能，不辜负自己的期许，更不辜负那些与我有缘相遇的孩子们。

缝合：

最后的告别

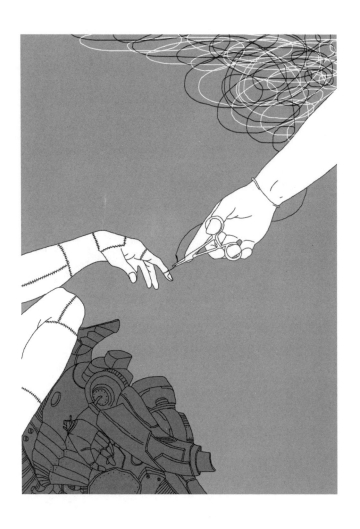

终于，到了说再见的这一刻。

医学系三年级为期十八周的大体解剖课，前十七周是紧锣密鼓的正课，最后一周，则整周都用来收尾与善后，包括缝合大体老师以及彻底清洁实验室等。

在前十七周实验课中，从大体老师身上拿出来的脏器，观察完都会先用潮湿的白布包起来，放在内脏桶中集中保存。在最后一周，学生们必须把这些脏器全部复归原位，剪下来的血管或取下的构造，也都要尽可能放回原来的位置。

而大体老师身上所有的切割线，无论是刻意为之的还是不小心割错的，全部都要缝起来，而且，缝线不能乱七八糟、毫无章法，必须缝得整齐漂亮，否则我们会要求学生拆掉重来。

我们希望送大体老师走的时候，他们不是支离破碎的一堆血肉骨头，而是一个有尊严的、完整的模样。

接下来，则是彻底清洁解剖台与实验室。虽然每一次上完实验课，都会严格要求学生整理，但人体有很多脂肪，解剖台上难免还是会有一些残油。因此最后一周，必须用清洁剂彻底清洁，再仔细打蜡；实验室的无影灯（就是手术室里用的圆盘形照明灯）、排气孔（用以把挥发出来的福尔马林排出去）滤网、百叶窗等细节，也通通都要彻底清洁。因为保养得宜，尽管我们实验室的这些设备都已经用了二十年，但看起来还是光洁如新。

最后一周，学生们的心情多半都有些复杂：一方面松了口气，总算熬过了这门繁重艰难的课；但另一方面，这也意味着，他们得和"相处"了一整个学期的大体老师告别了。

十八周的高压考验

大体解剖学的课业负担极其繁重，学生们不但要在大体老师身上学习，还要面对"活老师"的高要求。在医学系，这门课可以说是"恶名昭彰"，还没修过的学生对其大都"闻风丧胆"。

解剖学是一门很讲究实做的课，从某个角度来看，还真有点"师徒制"的味道。"活老师"手把手地带着学生一区一区地解剖学习，大体老师则慷慨捐躯以身示教。这种独特又紧密的师生关系，大概也只有在这门课可以体会到。

因为慈济大学医学系特别看重这门课，负责的老师就一个比一个严、一个比一个凶悍。课堂上，感觉就像传统黑手[1]老师傅教学徒一样，经常骂声不绝："啊，才

---

[1] 指的是从事机械修理工作（如修理汽车）的人，因双手经常沾染油污而称"黑手"。

刚说不要剪错就剪错，你们搞什么鬼啊？""这样也能做坏，我看你们完蛋了！""图谱呢？都不会先看过图谱吗？"

绝大部分医学系学生从小就很会读书，原本都是被捧在手掌心的天之骄子，很多人这辈子还没被这样骂到狗血淋头过，也算是一种震撼教育。这群孩子虽然聪明，但人体何其复杂？绝非只靠小聪明就可轻松过关，在实验室里奋斗好几天却迟迟无法解剖出该有的成果，是经常有的事。而且，这门课考试之密集、困难，也是学生前所未见的。

大二升大三的暑假一结束，在课程开始前，就会先考一次骨学跟肌学。这等于是促使学生们在暑假期间就得先读书，心里有个底再来解剖。而学期开始后，更是一场硬仗，一学期也不过十八周，就要考五次试，大约三四周就考一次。

大体解剖学考试的独特之处在于：除了笔试，还要"跑台"。所谓的"跑台"，就是在大体老师身上出题，在某些特定构造一端绑上钓鱼线，另一端则系着一个亚克力号码牌；号码牌即题号，钓鱼线绑住的构造即考题。若有些构造不适合绑线，我们会想办法标示。譬如说，大脑或肾脏切开后，要考中间的某构造，无法用线绑，就会改用珠针插在上面。

慈济大学医学系大体解剖学每学期启用十二位大体老师，课堂上每组成员固定解剖一位大体老师，但考试时，题目平均出在十二位大体老师身上。学生必须在不同的解剖台旁答题，每题时间到时，学生依序跑向下一个解剖台，所以才叫作"跑台"。在不同大体老师身上出题，才能考出实力。由于每组大体老师之间难免有体态上的差异，不同组学生解剖的完整度也不同，学生不能只依靠自己"熟悉的感觉"来答题，而必须对构造有充分的认识，才能正确判断。

我们出题时，也会仔细斟酌，希望学生不要错过最重要的东西，同时为了让题目没有争议，出题时经常会花许多时间将"考题"解剖得更清楚，或将附近重要的指标性构造解剖出来。我自己有好几次，在实验室出题出到很晚。记得有一天晚上，刚好有媒体来拍纪录片，看我一个人待在实验室里绑线插针，记者忍不住私下问我："老师，您都不会害怕吗？"我不禁哑然失笑。教大体解剖学十几年，这种事是家常便饭，我还真是从来没怕过。再说了，这些大体老师也算是我的"同事"吧？而且是绝对默默支持、挺你到底的那种同事，有什么好怕的？

我们跟大体老师"相处"时，通常都很平静，要说有什么情绪冲击，大概是出题时看到学生粗心弄坏非常重要的结构时，会突然火冒三丈。碰到这种情况，我们就会故意把题目出得很难，算是一个警告。

慈济大学大体解剖学考试的另一大特色，就是在跑台前一天，会先进行口试，事前会给学生一张极长的清单，譬如说，上肢的四百项必须解剖出来的构造，这样一组五个人，每个人大约负责讲其中八十个项目。考试时，学生一一在大体老师身上边指边说明清单上的构造，老师一边清点学生解剖出的各项构造，同时由学生的说明了解学生准备及理解的程度，以及确认学生没有认错构造。为了避免学生存侥幸心理，只准备自己负责的部分，我们不会事先分配口试范围，而是口试当天再现场抽签。换句话说，学生必须地毯式地准备，不能乱枪打鸟、考前猜题，而且口试中间主考老师还会不断质疑追问，可以说是相当高压的考试。

这种口试非常花时间，光是口试两组人，就得花四个小时。就我所知，其他学校医学系并没有这样的制度。但我们学校向来很注重解剖课，八位解剖学老师全都甘愿"豁出去"奉陪到底，不怕花时间，只怕学生懂得不透彻。

口试隔天，才终于进入跑台这个重头戏。而跑台也并非不限时间，可以让考生在那里慢慢琢磨。通常一题的答题时间限定是三十五秒到四十秒，时间一到蜂鸣器就会响，无论考生是否已经有答案，都必须往下一题移动，非常紧张刺激。

我们平常上实验课前，都会有一个短暂的默祷仪式，跑台考试当天也不例外。我发现学生考前默祷看起来都比平常课前默祷虔诚许多，颇有点拜码头的意味。由于题目平均出在每位大体老师身上，有些学生考完试收拾完毕后，除了谢谢自己组别的大体老师，还一一到各个大体老师身边默祷，让人觉得贴心。

看他们压力大成这样，有时候也觉得蛮可怜的。但以后这些孩子们到了医院，尤其是在内外妇儿急诊这五大科，也要经常面临分秒必争的状况，他们必须早点习惯在压力下做决定。为了他们好，也为了他们未来的病人好，我们这些"活老师"个个都"心狠手辣"、铁面无私，绝不放水或加分。

"心狠手辣"，是为了培养良医

有些学校医学系的大体解剖实验课，是助教或博士生在带，但我们的实验课都是老师亲力亲为。一个老师带两组，该解剖出来的构造，全部都要解剖出来；该找到的起终点，也全部都要找出来——务求把课本上的知识在大体老师身上一一印证。

有时候不免觉得，我们虽在大学任教，但也未免太像中学老师了，整个学期，除了周末以外，几乎天天都跟学生们泡在一起，平时紧迫盯人，考完试还要约谈表现不理想的学生。学生压力大，我们也不轻松。

但是，我们这门课的老师却都愿意奉陪到底。有些老师甚至愿意牺牲周末、假期，约谈学生，回答学生问题。为什么呢？其实理由也很单纯，只要问自己一个问题："将来这孩子若成为医生，我有没有信心让他（她）帮自己开刀治病？"一切就都豁然开朗了。我们的工作，是为社会培养未来的良医，而不是制造庸医，以此为标准，当然就会严格要求。

因为少子化趋势，加上教学评鉴的压力，有些大学系所会把学生当"客户"，不敢随便"得罪"学生，但是我们在教学或考试上却从不手软。而这么多年来，学生也并没有因为我们的严厉，就故意在教学评鉴上恶搞我们。我想他们都知道，我们之所以这么凶，是因为我们对他们期许很深。而且，他们也很清楚，将来他们面对的职业生涯，是不容出错的。人命关天，岂容轻忽？

事实上，学生非但没有在教学评鉴上"报复"我们，不少人跟师长们的关系还特别亲近。很多修完大体解剖学的学生写卡片给我们时，常会提道："好怀念老是被老师狂骂的日子哦！"不过怀念归怀念，若问他们愿不愿意再来一次，大家都会斩钉截铁地说："绝对不要！"我想，对他们来说，大三的这段经历，可能有点像是以前男孩子当兵吧？虽然退伍后会津津乐道，但没有一个人会想重来一次，因为，真的是太辛苦了。

"不科学"的师生情谊

慈济大学医学系的学生不仅跟"活老师"特别亲近，跟大体老师之间也存在一种很微妙的"师生情谊"。

医学生都是学科学的人，他们够聪明也够理性，都非常明白大体老师早已过世，再无知觉；可是，就情感而言，他们却还是经常把大体老师当作一个可以"沟通"的对象。

每一次上实验课前，我们都有一分钟左右的默祷仪式。我们本来也不很清楚学生默祷时都在想些什么，但有一年，在送灵那天的感恩追思典礼中，有一组学生表演的节目是短剧[1]，台词就是他们这学期默祷的内容大集结。有人跳出来说："老师，我今天考得很好哦，谢谢你。"也有人说："老师，我不小心把你的××组织弄坏了，对不起！"还有人说："老师，我们今天要做××进度，请你保佑让这些构造容易被找到好吗？"

早期曾有学生每周来上实验课时，都会买一朵鲜花放在解剖台上，送给他的大体老师当礼物；还有学生在

---

[1] 追思典礼中，学生们会呈现数个音乐、戏剧或歌唱类节目，表达对大体老师及其家属的感谢。

解剖前，会握着大体老师的手，跟老师讲话。对一般人来说，握着死人的手，实在是一个有点恐怖、匪夷所思的画面，而且，学医学的人这样做，是不是有点"不太科学"呢？

但我觉得这样也没什么不好，甚至觉得温馨。人之所以为人，就是因为有情，若能对死去的大体老师仍存敬意或情感，那对活着的病人，不就更能多些同理心吗？

而"不科学"的事，又岂止这些？曾经"梦见"大体老师的学生也不少。有学生说他读书太累睡着，梦见大体老师叫他起来用功，要他振作一点；还有人心情不好，梦到大体老师来安慰他，帮他加油打气。会有这些貌似超自然的灵异经验，固然比较可能是因为日有所思，夜有所梦，但也表明慈济大学的学生们跟大体老师的关系还真是亲，亲到连做梦都想到大体老师。

我们这门课还有一个很有意思的传统，就是每年教师节前后，会选一个时间举行"奉茶"仪式，让学生表达对大体老师的敬意。这是在2008年时，由学生主动提起想在教师节谢谢大体老师的，还记得那时候学科里每个老师都有种"我们的努力没有白费""学生们真的把无语良师当作老师"的感动。当教师节奉茶变成传统后，原本我有点担心，这会不会到后来变成一个虚应故事的形式，但显然我是多虑了。学生们对奉茶是热心的，不只准备清茶一杯，还有学生特地打电话联络家属，打听大体老师生前热爱的食物。到了奉茶那天，何止是茶？养乐多、可口可乐、高粱酒……琳琅满目，还有不是茶酒类的红龟粿、柚子、花生米等。问学生准备这干吗，学生会理直气壮地说："我们老师以前就喜欢吃这个啊！"

对学生来说，躺在不锈钢解剖台上的，绝对不是某个尸骨已寒的"教具"，而是"我们老师"，他们是有喜好、有感情的。

家访时，学生们都是花心思了解过这些大体老师的，因为这层缘分，有些学生跟大体老师的家属也很亲近，逢年过节还会彼此联络，家属也会主动来关心孩子们课上得怎么样，有没有吃好睡好。当然，也有家属会问学生是否有在大体老师身上发现什么异状。对此，我们事前都会特别叮嘱学生："你确定的才讲，不知道的千万不要乱猜测。"

毕竟，我们手上有的病历可能不完整，加上大体老师生前若是没有相关症状，也不会没事跑到医院去做侵入式检查。学生要是口无遮拦做过多猜测，有时候只是让家属平添自责与遗憾。

对华人来说，把亲人遗体捐出去让人"千刀万剐"，绝对不是一件容易释怀的事。曾有家属打电话给学生，说自己梦到大体老师告诉他，说身上很痛。学生不安地跑来问我，是不是他们实验时做错了什么，所以老师才会去"托梦"给家属。我连忙安抚学生："那是因为家属思念老师，才会做这样的梦。大体老师已经不会再疼痛了，再说，他们都有大舍的慈悲心，才会答应捐赠遗体让你们学习，怎么还会跟家属抱怨呢？"

或许是因为"认识"大体老师，我们的学生在下刀时，态度是比较谨慎的，常看到学生不小心割错或剪错组织，会脱口而出跟大体老师说"对不起！"同时，学生也会有更强烈的责任感，觉得自己必须要好好学习，才对得起大体老师的托付。

是啊，若要深究，这些面向实在"不太科学"，但他们的不科学，却让我深深感动。

乘愿再来，与君结缘

学期结束后，我们这些"活老师"依旧会在学校任教，学生还是可以常常见到我们。但是，大体老师们在学期结束后，则要送灵火化了。

大体老师们虽然已经过世了好几年，但在启用的那一刻，他们仿佛以一种独特的形式"乘愿再来"，与这个人间、这些孩子们重新建立十八周奇妙的联系。

每年，都有学生在缝合结束后感性落泪。对他们而言，这即将是一个真正的"永别"了。

缝合结束后，我们会先把大体老师用弹性绷带包扎起来，以防还有些组织液由缝合处渗漏，然后静置一个寒假。学生寒假结束后也都还会回到实验室检查。

　　送灵仪式当天，凌晨五点，学生就会到学校来，为各个大体老师着装入殓，穿上菩萨衣与棉袜、布鞋。菩萨衣是纯白色棉质的素净长衫，由静思精舍衣坊间的常住师父按各个大体老师的身材精心缝制，盼能让大体老师庄严圣洁地走完最后一程。

　　入殓后，学生与家属一起扶棺，把棺木送上灵车。全体参与送灵的人员，都会以九十度鞠躬恭送大体老师，向大体老师表达最高的感恩与敬意，场面十分庄严肃穆，却又让人惆怅感伤。

　　大体老师都在吉安乡公有火葬场进行火化，会有师父在现场带领家属诵经、行跪拜仪式。在火化典礼前一天，怕火葬场难免有灰尘，我们还会先带学生去打扫火葬场，因为典礼当天送灵后，学生便要到演艺厅准备感恩追思典礼的最后彩排，不会陪同家属一起到火葬场。

学生在寒假期间，也会写一封信给大体老师，入殓时一同放入棺木，同时也会手抄一份副本给家属。等待大体老师火化的时间，会安排隆重的感恩追思典礼，由当年度"受教于"大体老师的学生准备节目，可以是音乐、歌唱或戏剧，用来纪念这一年与大体老师的缘分。表演的节目或许有些不同，但每一年，学生都会一起唱《菩萨的化身》这首歌纪念老师：

您轻阖着双眼　如同熟睡一般

您安详的面容　无上圣洁庄严

您身体的病痛　自己默默承担

您勇敢的舍身　是菩萨的化身

我因您的奉献　获得宝贵经验

我受您的引领　体认人性光明

我虔诚地发愿　真心关怀病人

我愿尽我所能　用心抢救生命

您启发我尊重生命　您引导我发挥良能

您我走入神圣殿堂　共同创造爱的循环

我学习您大舍大勇　我效法您大爱精神

您我心灵紧紧相伴　生生世世直到永恒

谢谢您　感恩您　谢谢您　感恩您

谢谢您　感恩您　谢谢您　感恩您

虽然已经听过好多次，但每一次听学生唱，还是会觉得心头一热。诚愿这些孩子们记得大体老师的献身启发，永不忘记歌词中的承诺：做个"真心关怀病人，用心抢救生命"的仁医。

感恩追思典礼进行时，我没有跟其他师长一起坐在台下的师长席观礼，而是和场控的学生及工作人员待在中控室，协助灯光与影片播放等工作。我的泪点很低，学生的表演或分享对我来说太过催人泪下，能因为工作躲在中控室，我觉得这是很好的安排。

下午迎回骨灰以后，大部分骨灰交由家属带回或由学校负责安奉，其中一小部分则会装在由艺术家王侠军打造的精致琉璃骨灰坛中，入龛安奉在学校的大舍堂，以纪念大体老师的无私奉献。我一直很喜欢我们大舍堂玻璃大门上的激光喷砂诗句：

大爱泽医情长在

舍身育才作渡舟

这两句诗，说尽了大体老师与同学们共结的这份美好情缘。我相信，对所有慈济大学医学系的学生来说，他们在这学期的大体解剖课中所学到的，绝对不只是人体奥秘而已，还有尊重生命与勇于奉献的精神。

因为我们学校大体老师的"师资阵容"很庞大，加上在教学过程中的人文启发，我们学校毕业的医学生，愿意选择外科的比例，确实比其他医学院高。走外科既辛苦，又容易有医疗纠纷，想到他们未来工作中可能面临的压力，不禁莫名心疼起来。但是，这份重要的工作，总得有人愿意挺身而出，也只有那些有自信又有使命感的学生，才愿意选择这条不容易的路。我为他们喝彩。

科学一旦离开了人性，就会流于恣妄与冷酷。我很高兴能够在这样一个讲究人文与情意的氛围中从事科学教育。我一直深觉生命绮丽奥妙，能在实验资源丰富的慈济大学教大体解剖学，我非常感恩，教学十多年，每一年仍有许多新的领受。

我想，会来念医学系的孩子，应该都有一些济世救人的理想吧？愿我们都不负初心，也不负那些慷慨舍身、愿作渡舟为我们指点迷津的有情人。

图书在版编目（CIP）数据

我的十堂大体解剖课 / 何翰蓁，李翠卿著 . -- 太原：山西人民
出版社，2019.5

ISBN 978-7-203-10755-2

Ⅰ . ①我… Ⅱ . ①何… ②李… Ⅲ . ① 人体解剖学 Ⅳ . ① R322

中国版本图书馆 CIP 数据核字（2019）第 033345 号

著作权合同登记号：图字04-2019-001

本书通过四川一览文化传播广告有限公司代理，经八旗文化股份有限
公司授权出版中文简体字版本。

我的十堂大体解剖课：那些与大体老师在一起的时光

著　者	：	何翰蓁　李翠卿
责任编辑	：	王新斐
复　审	：	傅晓红
终　审	：	阎卫斌
选题策划	：	北京汉唐阳光
出 版 者	：	山西出版传媒集团·山西人民出版社
地　址	：	太原市建设南路 21 号
邮　编	：	030012
发行营销	：	010-62142290
		0351-4922220　4955996　4956039
		0351-4922127（传真）　4956038（邮购）
天猫官网	：	http://sxrmebs.tmall.com　电话：0351-4922159
E-mail	：	sxskcb@163.com（发行部）
		sxskcb@163.com（总编室）
网　址	：	www.sxskcb.com
经 销 者	：	山西出版传媒集团·山西新华书店集团有限公司
承 印 厂	：	鸿博昊天科技有限公司
开　本	：	787mm×1092mm　　1/32
印　张	：	7.75
字　数	：	150 千字
版　次	：	2019 年 5 月　第 1 版
印　次	：	2019 年 5 月　第 1 次印刷
书　号	：	ISBN 978-7-203-10755-2
定　价	：	36.00 元